Natürliche Menopause

Sanfte Alternativen zur Hormontherapie

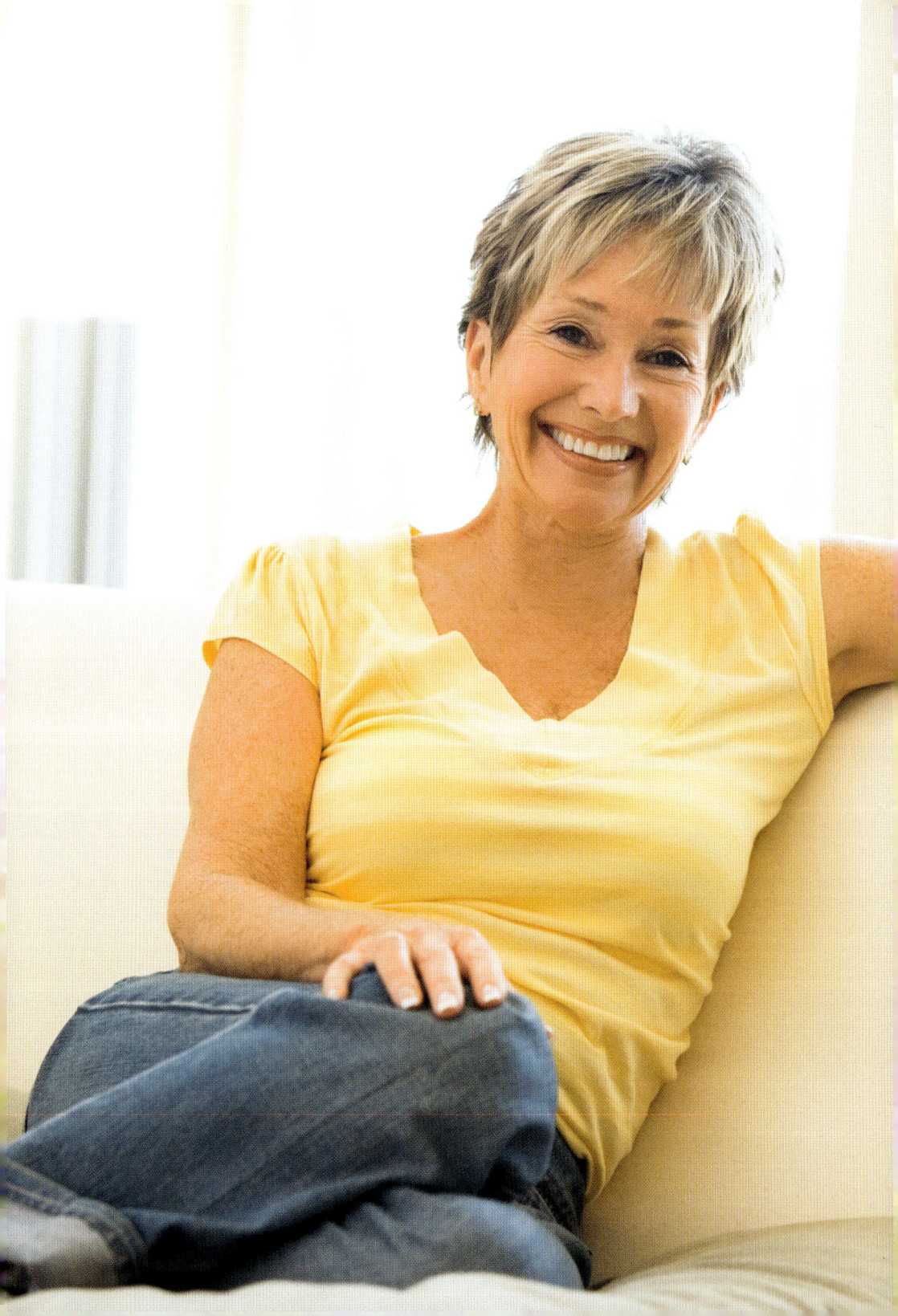

Jan Clark

Natürliche Menopause

Sanfte Alternativen zur Hormontherapie

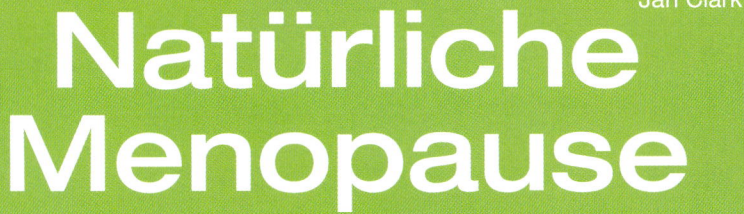

EDITION XXL

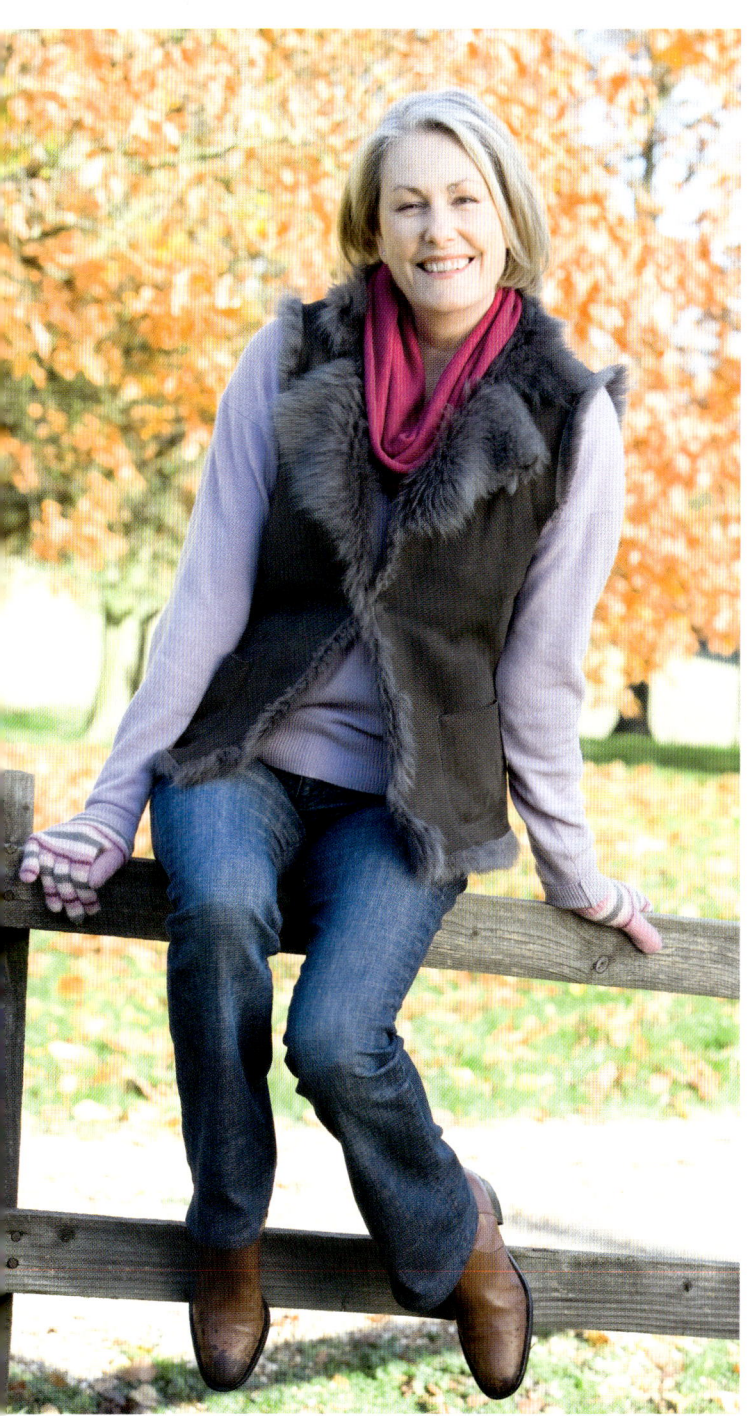

Zu Ihrer eigenen Sicherheit

Dieses Buch kann nicht als Ersatz für eine professionelle medizinische Behandlung angesehen werden. Zu Gesundheitsfragen und jeglichen Symptomen, die einer medizinischen Diagnose oder Behandlung bedürfen, sollte immer ein Arzt aufgesucht werden. Auch wenn wir von der Richtigkeit der Informationen und Ratschläge in diesem Buch überzeugt sind, übernehmen weder die Autorin noch die Übersetzerin und der Verlag die rechtliche Verantwortung oder Haftung für jedwede Verletzung oder Krankheit, die beim Befolgen der Ratschläge ausgelöst werden könnte.

Inhalt

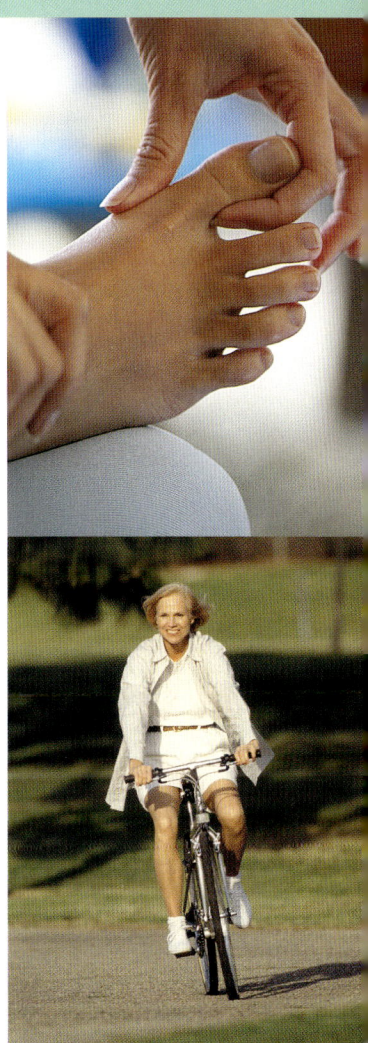

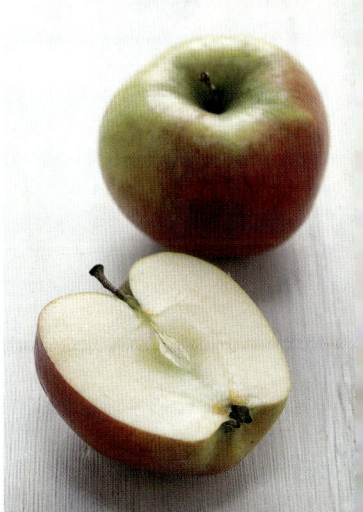

Vorwort

Jede Frau kommt irgendwann in die Wechseljahre. Und im Gegensatz zu jenen biologischen Vorgängen, für die Frauen sich bewusst entscheiden können, für eine Schwangerschaft zum Beispiel, haben sie bei der Menopause keine Wahl. Und deshalb ist es wichtig, so viel wie möglich darüber zu erfahren.

Die Menopause wird als „das Ende der Menstruation" definiert. Doch ist das kein abruptes Ende, sondern ein allmählicher Prozess. Die Funktion der Eierstöcke lässt langsam nach – eine ganz normale Entwicklung, die zum Älterwerden dazugehört. Davon ausgenommen sind Frauen, die, aufgrund einer Operation oder Chemotherapie, ganz plötzlich in die Menopause kommen.

Egal ob Sie die Menopause natürlich oder infolge eines chirurgischen Eingriffs erleben, sie wird immer eine einzigartige Erfahrung sein.

Es gibt viele Mythen und Märchen, die sich um die Menopause ranken: So sollen betroffene Frauen angeblich an starken Depressionen leiden und wilde Wutanfälle haben, weil sie um ihre verlorene Jugend trauern. Auch die Fähigkeit zum Sex soll verloren gehen. Aber die einzige allgemeingültige Aussage, die über die Menopause getroffen werden kann, lautet: Die Menstruation hört auf. Und alle anderen Besonderheiten werden von Frau zu Frau höchst unterschiedlich wahrgenommen.

Das Wort „Menopause" stammt aus dem Griechischen („meno" = Monat, „pausis" = Pause) und wurde 1872 erstmals benutzt. Zu dieser Zeit hielt man die Menopause für ein medizinisches Übel. Man glaubte, sie verursache die unterschiedlichsten Krankheiten von Durchfall bis Diabetes. In der Mitte des 20. Jahrhunderts bezeichnete man die Wechseljahre dann als eigene Krankheit.

Heute gelten sie als natürliches Ereignis im Leben einer Frau. In vielen außereuropäischen Kulturen sind sie sogar mit einem sozialen Aufstieg verbunden: Bei dem Volk der Kemant in Äthiopien darf eine Frau nach der Menopause heiligen Grund betreten und an anderen Ritualen teilnehmen. Bei dem Volk der Cree in Kanada dürfen ältere Frauen ihre schamanischen Kräfte ausüben. Außerdem spielen sie eine große Rolle bei religiösen Zeremonien.

Eine positive Veränderung

Die Erwartungen, die man an die Menopause hat, hängen stark von dem eigenen Selbstwertgefühl und der Identität ab. Forschungen haben ergeben: Je mehr eine Frau mit sich und ihrem Leben im Reinen ist, desto leichter wird die Zeit der Menopause für sie.

Eine positive Lebenseinstellung und Selbstwertschätzung – darin möchte Sie dieses Buch bestärken. Viele der in diesem Buch von mir vorgestellten Heilverfahren wie Meditation, Yoga und Massage sollen Ihnen helfen und Ihnen ermöglichen, tiefenwirksam zu entspannen.

Die Menopause ist eine tolle Gelegenheit, alte Gewohnheiten wie das Rauchen aufzugeben und stattdessen neue, gesunde Rituale zu erlernen und regelmäßig zu praktizieren. Nehmen Sie sich die Zeit, ganzheitliche und alternative Heilverfahren auszuprobieren. Denn diese können den Körper in der Zeit der hormonellen Umstellung wieder ins Gleichgewicht bringen.

Dieses Buch gibt Ihnen die Möglichkeit, die auftretenden Beschwerden der Wechseljahre natürlich zu behandeln, im Gegensatz zur Hormonersatztherapie (HET). Die Vor- und Nachteile einer HET werden von der Forschung nach wie vor diskutiert. Bis jetzt ist man sich nicht einig darüber, welche Methode die beste, wie lange die Therapie sinnvoll ist oder wie viel Prozent der Frauen eine Hormonersatztherapie überhaupt nützt. Angesichts dieser Unsicherheit überrascht es nicht, wenn sich Frauen für natürliche Heilverfahren entscheiden, um die zeitweiligen Beschwerden der Wechseljahre in den Griff zu bekommen.

Letztendlich befreit die Menopause Frauen von dem seelischen Auf und Ab, das oftmals mit der Periode einhergeht. Außerdem können sich Frauen nun ruhig und gelassen leidenschaftlichem Sex hingeben, denn sie müssen nicht mehr Angst haben, schwanger zu werden.

Sie haben noch viele Jahre vor sich! Ich hoffe, Sie können aus diesem Buch Nutzen ziehen und ihn mit jemandem teilen, der Ihnen nahesteht.

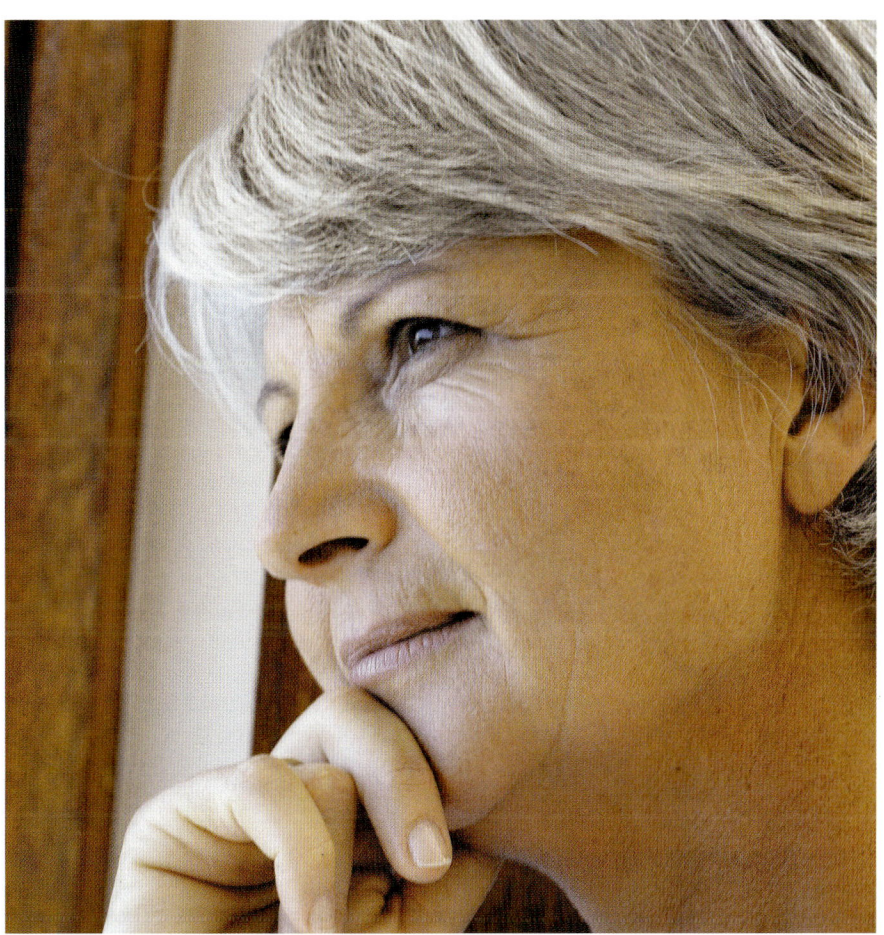

Man sollte die Menopause als eine positive Veränderung im Leben sehen.

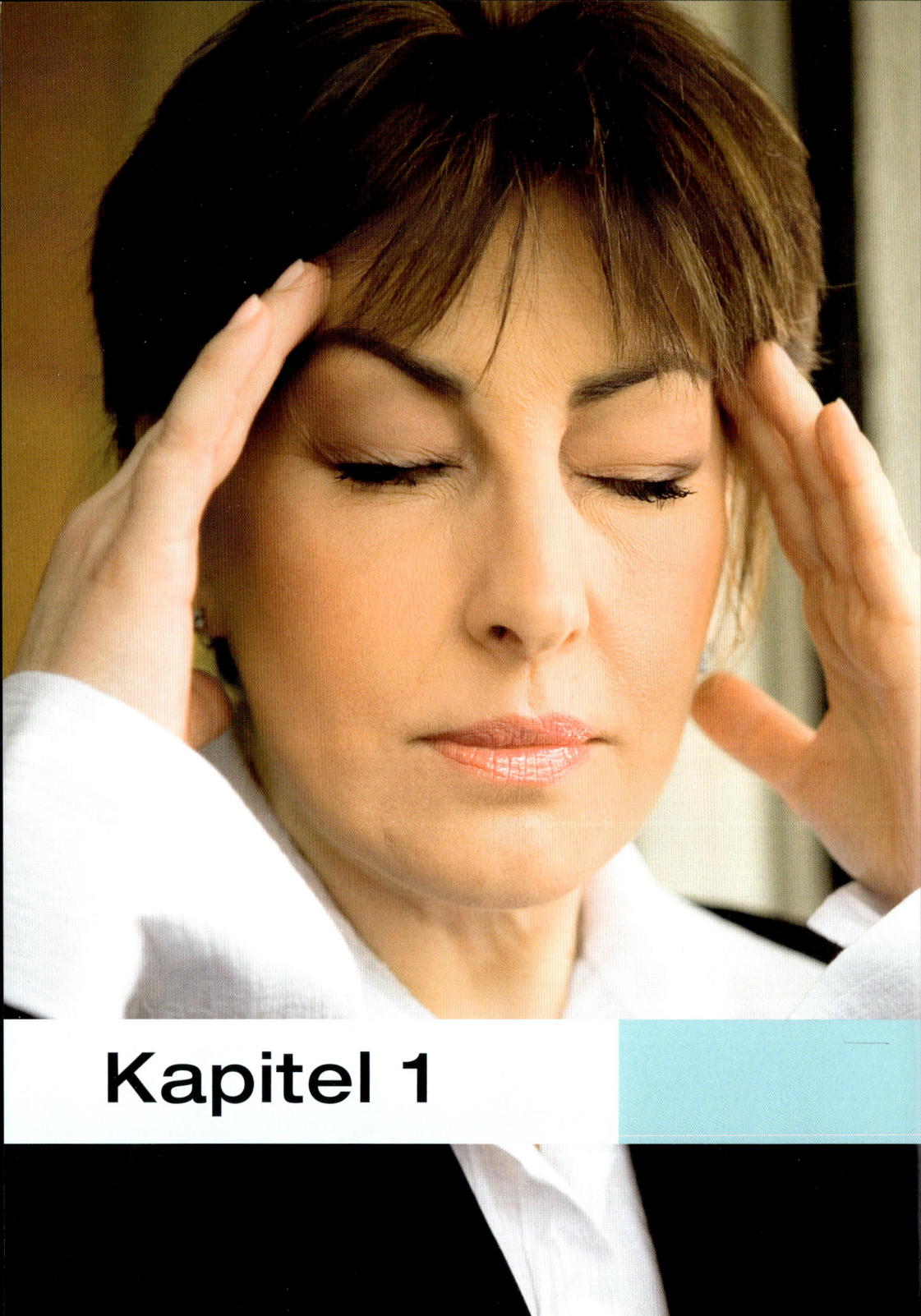

Kapitel 1

Die
Menopause

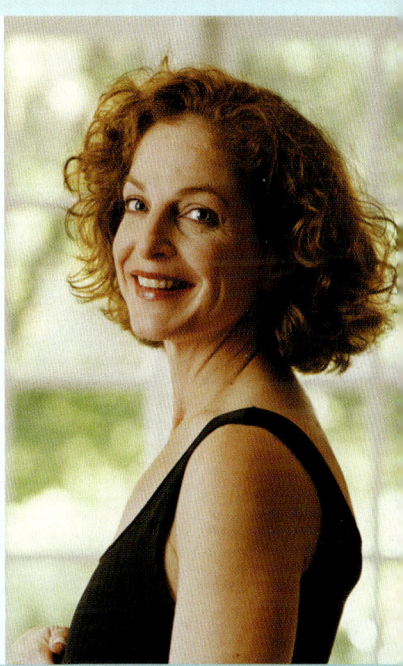

Hormone und der Körper

Vielleicht halten Sie dieses Buch in der Hand, weil Sie unter den Symptomen der Wechseljahre leiden. Hitzewallungen oder Nachtschweiß wären Beispiele hierfür. Aber auch wenn Sie schon in Tränen ausgebrochen sind, weil Ihr Vorgesetzter Ihre fehlende Konzentration bei der Arbeit bemängelt hat, und Sie gleichzeitig das Gefühl haben, Ihr Gedächtnis lasse nach, kann das an den Wechseljahren liegen. Denn sie verursachen Beschwerden, die das tägliche Leben, aber auch die Nachtruhe beeinträchtigen.

Vielleicht hat Ihnen Ihr Arzt bereits eine Hormonersatztherapie empfohlen, doch Sie wollen sich noch über natürliche Methoden zur Linderung der Symptome informieren.

Dieses Buch zeigt Ihnen, wie Sie Ihre Beschwerden durch natürliche Hilfsmittel und eine ergänzende Therapie lindern können, wie Sie Ihre Stimmung verbessern, Ihr Gedächtnis und Ihre Konzentration schärfen können.

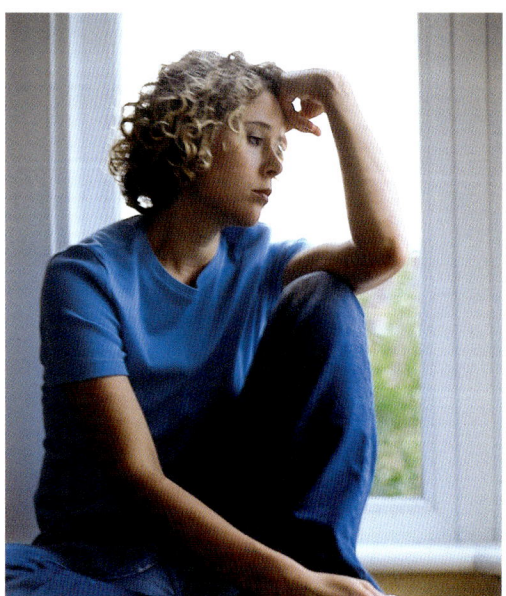

Nehmen Sie sich Zeit, um über die Veränderungen in Ihrem körperlichen und seelischen Wohlbefinden nachzudenken.

Das endokrine System

Das Hormonsystem besteht aus den endokrinen („endo" = innen, „krinein" = ausscheiden) Drüsen, die Hormone in die Blutbahn abgeben. Sie sind verantwortlich für die Steuerung zahlreicher Körperfunktionen: vom Wachstum über die Fortpflanzung bis hin zum täglichen Verdauungsvorgang.

- Die **endokrinen Drüsen**: Die Hypophyse, in der Mitte des Schädels gelegen, ist zuständig für die Kontrolle der endokrinen Drüsen. Außerdem sondert sie die zwei hauptsächlich für die Fortpflanzung verantwortlichen Hormone ab: das Follikel stimulierende Hormon (FSH) und das luteinisierende Hormon (LH).
- Die **Schilddrüse** besteht aus zwei Lappen, die unterhalb des Kehlkopfes und vor der Luftröhre liegen. Ihre Hauptfunktion besteht in der Jodspeicherung und Bildung der Hormone Thyroxin (T_4) und Trijodthyronin (T_3). Diese regulieren den Stoffwechsel sowie die geistige und körperliche Entwicklung. T_3 wirkt als Beschleuniger des Stoffwechsels im gesamten Körper und hat zudem einen starken Einfluss auf Stimmungen und Gefühle.
- Die **Nebenschilddrüsen** – zwei obere und zwei untere – liegen an der Rückseite der Schilddrüsenlappen. Sie produzieren Hormone, die den Kalziumhaushalt im Körper regulieren.

Die **Nebennieren** – zwei kleine, pyramidenförmige Hormondrüsen – sitzen auf den oberen Polen der Nieren. Sie bestehen aus dem Nebennierenmark (Medulla) und der Nebennierenrinde (Cortex). Im Cortex werden unterschiedliche Hormone hergestellt, u. a. die Sexualhormone Östrogen und Androgen, aber auch Kortisol, das im Zusammenhang mit Stress eine wichtige Rolle spielt. Männliche Sexualhormone, die Androgene, kontrollieren und stimulieren das Wachstum männlicher Geschlechtsmerkmale, sind jedoch auch im Organismus der Frau aktiv. So werden bestimmte Androgene nach der Menopause in schwach wirkende Östrogene umgewandelt. Das ist wichtig, da die Eierstöcke kein Östrogen mehr produzieren können.

    Das Nebennierenmark bildet zwei Hormone, das Adrenalin und das Noradrenalin. Diese Hormone werden normalerweise fortlaufend in kleinen Dosen in das Blut abgegeben. In Stresssituationen allerdings kommt es zu einer hochdosierten Ausschüttung. Die wichtigste Aufgabe der in einer Alarmsituation freigesetzten Hormone besteht darin, gespeicherte chemische Energie zu mobilisieren, um der vermehrten Muskeltätigkeit ausreichend Kraft zur Verfügung zu stellen.

Die **Bauchspeicheldrüse**, die sich in der Nähe des Magens befindet, produziert Insulin. Dieses Hormon reguliert den Blutzuckerhaushalt. Es bewirkt, dass der Zucker (Glukose) aus dem Blut in die Körperzellen aufgenommen wird.

Die **Eierstöcke** produzieren nicht nur Eizellen, sondern auch die Hormone Östrogen, Progesteron und Testosteron.

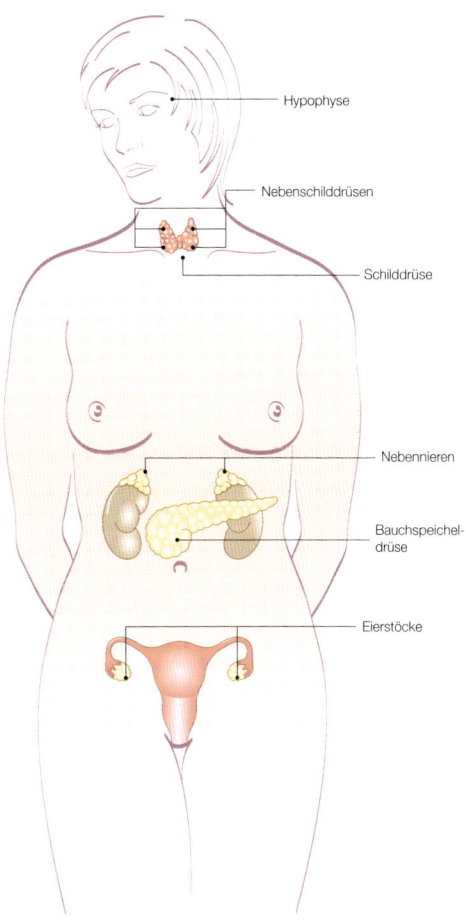

- Hypophyse
- Nebenschilddrüsen
- Schilddrüse
- Nebennieren
- Bauchspeicheldrüse
- Eierstöcke

Was sind Hormone?

Das Wort „Hormon" stammt aus dem Griechischen und bedeutet „in Bewegung setzen, antreiben".

Hormone sind chemische Substanzen, die von den körpereigenen Drüsen hergestellt werden und im Blutstrom durch den Körper zirkulieren. Jedes Hormon hat einen bestimmten Effekt auf einzelne Organe oder Gewebe, indem es die Struktur und Funktion des Organs kontrolliert, aktiviert oder steuert. Viele Hormone lenken unsere Bedürfnisse, Wünsche und Gefühle. Während eines Lebens verändert sich der Hormonspiegel und beeinflusst somit auch Stimmungen, Tätigkeiten und Empfindungen.

Hormone ...

- beeinflussen die Geschwindigkeit des Stoffwechsels.
- lösen in der Pubertät das Wachstum aus (ab einem Alter von 9 Jahren).
- halten den Blutzucker im Gleichgewicht.
- regulieren den Wasserhaushalt des Körpers und die Atmung.
- lenken den Stoffwechsel der Zellen.
- wirken auf das Nervensystem ein.

Offensichtlich sind Hormone also für zahlreiche komplexe Vorgänge im Inneren unseres Körpers verantwortlich. Daher können sie nicht isoliert betrachtet werden, sondern müssen in ihren physiologischen Zusammenhängen gesehen werden.

Eine Frage der Balance

Einige Frauen haben ihr ganzes Leben lang keine hormonellen Störungen. Die Periode bereitet ihnen keine Schwierigkeiten, das Prämenstruelle Symptom (PMS) kennen sie nicht und es gibt keine Probleme vor oder nach einer Schwangerschaft. Sogar die Pille wird ohne Komplikationen vertragen.

Bei anderen Frauen hingegen verursachen schon geringe Störungen des Hormonhaushaltes chemische Veränderungen in Körper und Geist. Die Folge ist eine hormonelle Erschöpfung.

Ursachen für hormonelle Störungen:

- Gebrauch der Pille oder anderer hormonhaltiger Arzneimittel
- Irritation des Hypothalamus' aufgrund vorangegangener Schwangerschaft und/oder Fehlgeburt
- Operationen wie Sterilisation oder Hysterektomie
- Anorexie oder Bulimie
- traumatische Belastungen
- Zysten, Endometriose oder andere Unterleibserkrankungen

Beeinträchtigungen des Hormonhaushaltes gehen oftmals mit einer Störung des Immunsystems einher, hervorgerufen durch chemische Überreaktionen oder virale Infektionen. So kann eine hormonelle Unausgewogenheit durch ein geschwächtes Immunsystem noch verschlimmert werden. Die Folge ist chronische Müdigkeit.

Ein gestresstes Immunsystem hingegen kann wiederum eine Erkrankung der Eierstöcke begünstigen und auf diese Weise den Hormonhaushalt beeinflussen. Lebensstil und Stress spielen dabei eine wichtige Rolle. So können beispielsweise Stewardessen mitunter an einer unregelmäßigen Periode leiden, da ihre biologische Uhr durch Flüge über mehrere Zeitzonen gestört wird. Ähnlich verhält es sich mit Tänzerinnen, deren Regel, aufgrund ihres geringen Körpergewichtes, ausbleibt. Auch traumatische Erlebnisse wie Trennungen oder Gewalttaten können das hormonelle Gleichgewicht nachhaltig destabilisieren.

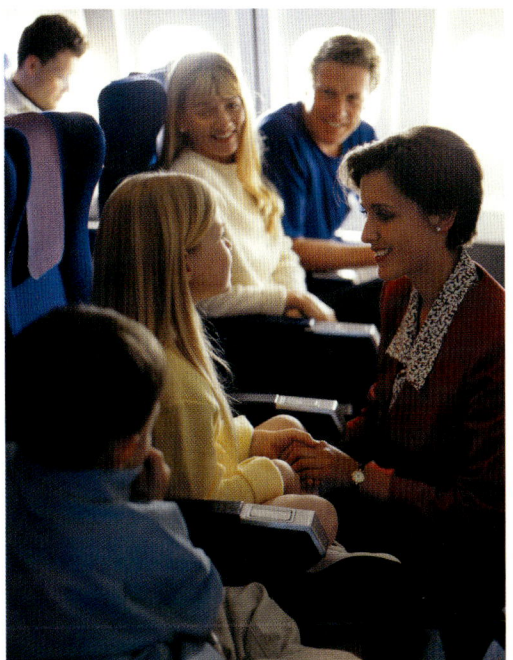

Zahlreiche Flüge innerhalb verschiedener Zeitzonen können die biologische Uhr beeinträchtigen.

Liegt es in den Genen?

Hormonell bedingte Störungen werden oftmals vererbt. Deshalb kann es hilfreich sein, sich mit vererbten, aber auch nicht vererbten Krankheiten innerhalb der eigenen Familie auseinanderzusetzen. Die Krankheitsgeschichte der Mutter und ihrer weiblichen Verwandten gibt schnell Aufschluss über die eigenen Probleme. Das kann vor allem dann sehr nützlich sein, wenn Sie zu den 7–11 % der Frauen gehören, die an einer vorzeitigen Menopause leiden, das heißt bevor sie das Alter von 40 Jahren erreicht haben. Ihr Hormonspiegel erscheint zwar normal, doch erleben sie die typischen körperlichen und emotionalen Symptome der Menopause.

Zysten der Eierstöcke

Zysten der Eierstöcke sind abnorme, mit Flüssigkeit gefüllte Hohlräume, die in den Eierstöcken entstehen. Die am häufigsten auftauchende Art entsteht während der weiblichen Periode. Manchmal kommt es vor, dass sich ein Follikel – das Eibläschen, in dem die Eizelle reift – vergrößert. So können Follikelzysten entstehen. Diese sind im Wesentlichen harmlos, können jedoch akute Schmerzen oder Blutungen verursachen.

Polyzystische Ovarien

Aufgrund eines Ungleichgewichts zwischen Follikel stimulierenden und luteinisierenden Hormonen werden die Eierstöcke mit mehreren Zysten besetzt und sind nicht mehr funktionsfähig.

Endometriose

Bei dieser Krankheit siedelt sich Gewebe der Gebärmutterschleimhaut außerhalb des Uterus an. Es bilden sich kleine Entzündungsherde, die starke Schmerzen verursachen können.

Fibrome

Ein Fibrom ist eine gutartige Geschwulst aus Bindegewebe, die in allen Bereichen des Uterus auftreten kann, aber auch im gesamten Bauchraum. Während der Wechseljahre bilden sich Fibrome für gewöhnlich zurück. Einige Forscher glauben jedoch, dass Fibrome sensibel auf Östrogene wirken und daher eher wachsen, wenn sich im Blut hohe Dosen des Hormons befinden.

Die weiblichen Sexualhormone

Für Frauen sind vor allem jene Hormone wichtig, die von den Eierstöcken produziert werden: Das sind Östrogen, Progesteron und Testosteron.

Östrogen

Das Wort „Östrogen" bezeichnet nicht nur ein einzelnes Hormon, sondern eine Klasse von Hormonen, welche die weibliche Entwicklung wesentlich beeinflussen. Sie bewirken beispielsweise in der Pubertät die Ausbildung der typisch weiblichen Geschlechtsmerkmale. Zu dieser Klasse der Östrogene zählt man auch die Hormone Östradiol und Östron. Sie sind essenziell für die Gesundheit der weiblichen Geschlechtsorgane. Das Hormon Östriol hingegen ist in der Schwangerschaft sehr wichtig.

Bereits ein Fötus beginnt schon im Alter von 15 bis 20 Wochen mit der Produktion von Östrogen. Bestimmt haben Sie sich schon einmal über die besonders weiche Haut eines Babys gefreut. Schuld daran ist Östrogen, denn es macht die Haut dicker und damit weicher.

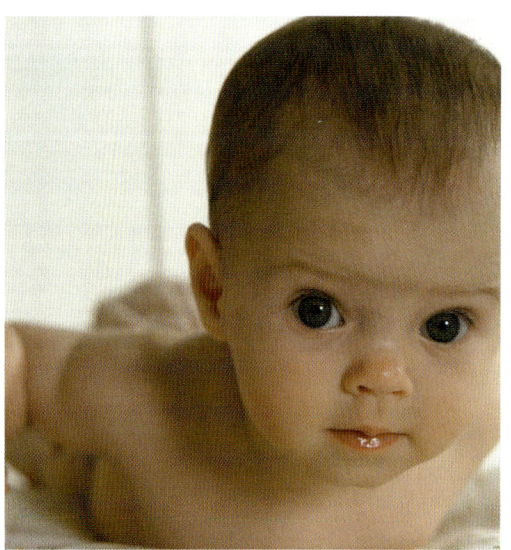

Für die schöne und reine Haut dieses Babys ist das Hormon Östrogen verantwortlich.

In der Pubertät steigt der Östrogenspiegel schlagartig: Die Brüste entwickeln sich, der Anteil des Fettes im Körper nimmt zu und weibliche Proportionen bilden sich aus.

Vielleicht erinnern Sie sich an das Gefühlschaos während der Pubertät? An einem Tag fühlt man sich gut und voller Energie, am nächsten ist man apathisch und unglücklich. Doch diese Schwankungen sind keineswegs überraschend, denn sie spiegeln verblüffende und komplizierte Veränderungen im Körper wider. Diese treten ein, wenn sich das hormonelle Gleichgewicht etabliert. Von diesem Moment an wird das Leben junger Frauen durch die monatliche Periode und das damit verbundene Auf und Ab des Hormonspiegels beeinflusst.

So fühlen manche Frauen etwa in der Mitte ihres Zyklus' ein erregendes Verlangen. Sie haben geradezu „Hunger nach Sex" und ihre basale Temperatur zeigt an, dass sie sich nahe dem Eisprung befinden. In dieser Zeit erreichen die Sexualhormone Östrogen und Progesteron die höchste Konzentration im Blut. Dadurch wird dem Körper die Bereitschaft für eine Schwangerschaft signalisiert.

Außerdem steuert Östrogen viel zu einem gesunden Sexualleben bei. So bewirkt das Hormon beispielsweise das Feuchtwerden der Scheide und ist auch dafür verantwortlich, dass sensible Körperteile auf Stimulation reagieren.

Da der Östrogenspiegel während der Menopause absinkt, wird auch das Gewebe rund um die Scheide dünner und trockener. Aufgrund der verringerten Feuchtigkeit kann die Penetration der Scheide daher unangenehm oder sogar schmerzhaft sein.

Progesteron

Progesteron wird vor allem von den Eierstöcken produziert, obwohl kleinere Mengen auch in den Nebennierenrinden, größere hingegen in der Plazenta, im Verlauf einer Schwangerschaft gebildet werden. Hauptaufgabe des Sexualhormons ist jedoch, die reibungslose Funktion der weiblichen Fortpflanzung zu gewährleisten.

Während des Eisprungs erhöhen die Eierstöcke die Ausschüttung von Progesteron erheblich, denn das Hormon stimuliert das sexuelle Verlangen und bereitet die Gebärmutter auf eine mögliche Schwangerschaft vor. Ein angemessener Progesteronspiegel ist für das Überleben des befruchteten Eis und des Fötus' entscheidend. Man nimmt an, dass das Sexualhormon auch das Wohlbefinden einer Schwangeren positiv beeinflusst.

Leiden Sie vielleicht in bestimmten Phasen Ihrer Periode unter dem Prämenstruellen Syndrom (PMS)? Das kann von einer zu niedrigen Konzentration an Progesteron kommen. Die britische Gynäkologin Katherina Dalton hat den Zusammenhang zwischen Progesteron und den Beschwerden des PMS entdeckt. Sie litt während ihrer Periode an starken Kopfschmerzen und fand heraus, dass diese durch Injektionen von Progesteron gelindert werden können. Was sie zu dieser Entdeckung führte, war die Erkenntnis, dass ihre Migräne in den letzten Monaten ihrer Schwangerschaft völlig verschwand – also genau zu dem Zeitpunkt, an dem die Konzentration von Progesteron im Körper zunimmt.

Progersteron ist jedoch nicht nur für die Funktion der Fortpflanzung wichtig, es wird auch für die Herstellung anderer Hormone, beispielsweise Cortisol, gebraucht. Cortisol spielt eine wichtige Rolle für den Stoffwechsel und die Immunabwehr. Allerdings nimmt die Produktion von Progesteron während der Wechseljahre ab.

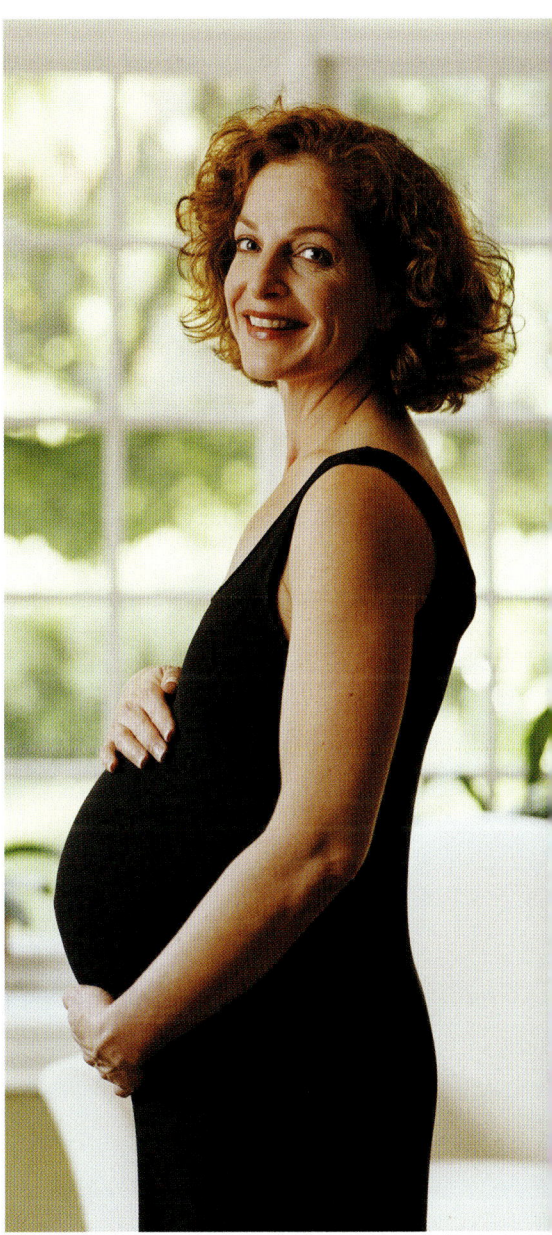

Das hormonelle Gleichgewicht steuert viel zu dem glücklichen und gesunden Aussehen schwangerer Frauen bei.

Testosteron

Obwohl Testosteron vor allem ein männliches Sexualhormon ist, hat es auch für den weiblichen Körper eine große Bedeutung. So ist die Konzentration an Testosteron nicht nur im weiblichen Blut höher als die des Östrogens, auch das Gehirn enthält zwanzigmal mehr Testosteron als Östrogen. Der männliche Organismus hingegen enthält zehn- bis zwanzigmal mehr Testosteron als der weibliche.

Testosteron wird von den Eierstöcken und der Nebennierenrinde produziert. Das Hormon fördert das Wachstum sekundärer Geschlechtsmerkmale wie z. B. Muskelmasse und Körperbehaarung. Ein angemessener Testosteronspiegel ist zudem entscheidend für Libido und sexuelle Aktivität – bei Männern wie bei Frauen.

Obwohl Testosteron die sexuelle Lust „entflammt", bestimmen psychologische Faktoren die Intensität und Richtung der „Flamme". Die landläufige Meinung, Hormone wären die Hauptantriebskräfte sexueller Aktivität, kommt einer groben Verallgemeinerung gleich: Hormone verursachen Verhalten nicht, sie erhöhen nur die Wahrscheinlichkeit, dass ein bestimmtes Verhalten eintritt. Gewohnheiten, Lebensumstände, Erwartungen und persönliches Befinden können das Verhalten viel gravierender beeinflussen als Hormone.

Der Testosteronspiegel sinkt nach der Menopause im Durchschnitt um ein Drittel, bei Frauen, denen die Eierstöcke entfernt wurden, sogar um das Doppelte.

Der hormonelle Kreislauf

ist ein konstanter Rückführkreis, der sich zwischen dem Hypothalamus, der Hypophyse und den Eierstöcken bewegt. Dadurch wird jeden Monat eine stetige Angleichung und Regulierung des Hormonspiegels erzeugt.

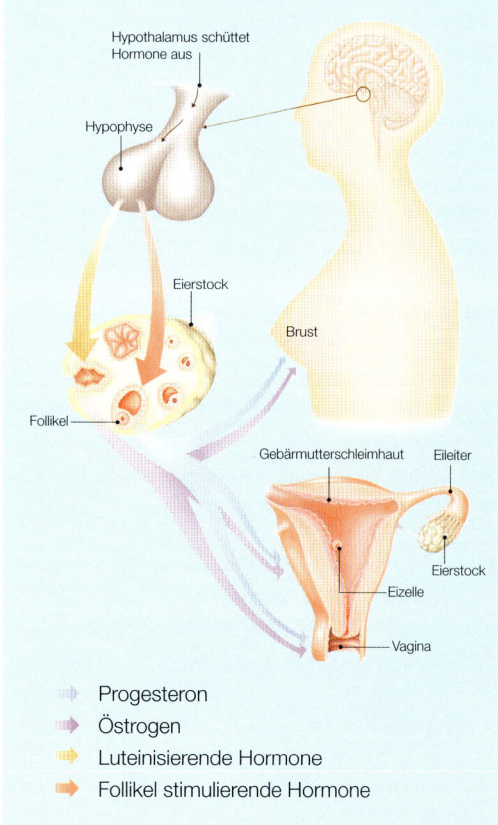

Hypothalamus schüttet Hormone aus

Hypophyse

Eierstock

Brust

Follikel

Gebärmutterschleimhaut

Eileiter

Eierstock

Eizelle

Vagina

➡ Progesteron
➡ Östrogen
➡ Luteinisierende Hormone
➡ Follikel stimulierende Hormone

Die Veränderung

Die drei Hormone, die auf den Seiten zuvor beschrieben wurden – Östrogen, Progesteron und Testosteron – sind vor allem für jene Jahre wichtig, in denen Frauen fortpflanzungsfähig sind. Dieser biologische Prozess hört jedoch mit den Wechseljahren auf. Das ist eine Besonderheit des menschlichen Organismus', denn im Tierreich können sich weibliche Säugetiere fortpflanzen, bis sie sterben.

Im Mittelpunkt der menschlichen Fortpflanzung stehen die Eierstöcke der Frau. Die Schätzungen variieren, aber man nimmt an, dass ein weiblicher Fötus in der Mitte seines Reifeprozesses bereits sechs bis sieben Millionen Eizellen besitzt. Diese sterben zu einem großen Teil ab, bevor das Kind geboren wird. Zur Geburt weisen die Eierstöcke des Babys immer noch zwischen einer halben und fünf Millionen Eizellen auf. Sowie sich das Mädchen entwickelt, sterben die Eizellen kontinuierlich ab. In der Pubertät sind es dann noch ca. 200 000 bis 300 000 unreife Eizellen. Jedes Mal wenn der Eisprung stattfindet, werden zwischen 20 und 1000 Eizellen verbraucht, es reifen pro Zyklus jedoch nur eine oder zwei Eizellen vollständig heran. Mit zunehmendem Alter verringert sich die Zahl der Eizellen und der Eisprung verlangsamt sich. Das ist vor allem in der Prämenopause der Fall.

Prämenopause
Damit werden jene schätzungsweise zwei Jahre vor und nach der endgültig letzten Periode bezeichnet. In dieser Zeit bemerken Frauen die meisten körperlichen Veränderungen wie z. B. Hitzewallungen oder unregelmäßige Perioden.

Menopause
Benennt die letzte endgültige Periode, die jedoch nur rückwirkend bestimmt werden kann, d. h. die Blutung muss an zwölf aufeinanderfolgenden Monaten ausgeblieben sein.

Postmenopause
Die Phase überschneidet sich mit dem prämenopausalen Stadium und umfasst jene Monate oder Jahre, die der letzten Periode folgen.

Klimakterium
Das Wort stammt aus dem Griechischen und bedeutet „Stufenleiter". Der Überbegriff beschreibt die Zeit der hormonellen Umstellung, die am Ende der weiblichen Fruchtbarkeit steht. Er umfasst Prämenopause, Menopause sowie frühe Postmenopause.

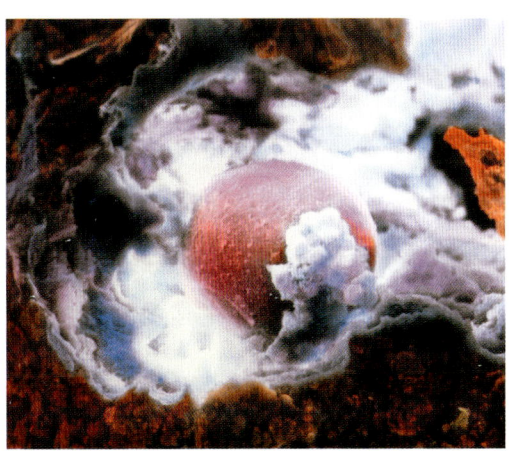

Während der fruchtbaren Jahre einer Frau reißt ein Eierstock auf und gibt pro Monat ein reifes Ei ab.

Wie kündigt sich die Zeit vor der Menopause an?

Die ersten Anzeichen, die den Beginn der Prämenopause ankündigen, sind sehr unterschiedlich.

So kann die Periode beispielsweise plötzlich zweimal im Monat einsetzen oder aber die Blutung ist so stark, dass man meint, sie höre nie wieder auf. Andere Frauen hingegen bekommen ihre Tage monatelang nicht mehr.

Auch der Ausfluss ändert sich, er ist wässriger und weniger blutig, was an dem niedrigen Östrogenspiegel liegt.

Doch die Zeit vor der Menopause kann auch andere Beschwerden verursachen:

- nächtliche Schweißausbrüche, Schlaflosigkeit
- Reizbarkeit und Stimmungsschwankungen
- Ängstlichkeit
- Konzentrationsschwäche
- Kopfschmerzen (prämenstruelle Migräne)
- trockene Scheide, dünnere Haut im Genitalbereich
- wenig Interesse an Sex
- Inkontinenz

Die umgedrehte Pubertät

Die biologischen Vorgänge der Prämenopause verlaufen genau umgekehrt zu jenen der Pubertät, doch das Ergebnis ist ähnlich. Die Produktion der Eierstöcke wird nicht angetrieben, sondern lässt nach. Doch der schwankende Hormonspiegel bringt dieselben Gemütszustände hervor wie Jahrzehnte zuvor die Pubertät.

Hier drinnen ist es aber heiß!

Die am häufigsten erfahrenen prämenopausalen Symptome sind Hitzewallungen und nächtliche Schweißausbrüche, 50 – 85 % der Frauen erleben solche Symptome.

Diese Beschwerden dauern normalerweise ein bis zwei Jahre, in 20 – 25 % der Fälle können sie aber auch bis zu fünf Jahre andauern.

Eine Hitzewallung kann eine böse Überraschung sein: Sie arbeiten wie immer im Büro, als plötzlich eine Hitzewelle von der Brust aufsteigt und sich über den Nacken bis zum Kopf ausweitet. Es ist drückend heiß, überall auf Ihrer Haut sind Schweißtropfen. Nach einer gefühlten Ewigkeit, endlich, verschwindet die Hitze und Sie beginnen leicht zu frösteln.

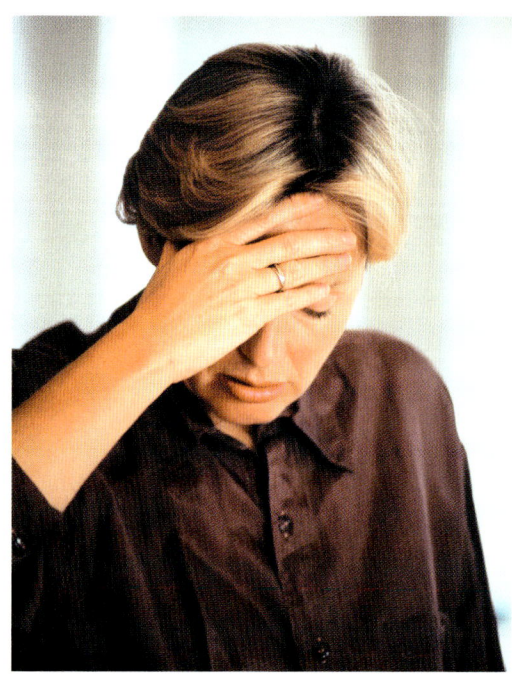

Eine plötzliche Hitzewallung kann sehr unangenehm sein.

Eine typische Hitzewallung dauert im Schnitt ein bis drei Minuten, doch die zeitliche Spannbreite variiert von einer halben Sekunde bis zu einer halben Stunde.

Die ersten Anzeichen für Hitzewallungen werden sehr unterschiedlich wahrgenommen. Manche Frauen spüren weder Röte noch ein anfängliches leichtes Schwitzen, andere werden sofort rot wie eine Tomate. Der Grad der Wärmeempfindung reicht von leichtem Unwohlsein bis zu dem Gefühl, sich die Kleider vom Leib reißen zu müssen.

Doch auch nach nächtlichen Hitzewallungen wacht man schweißgebadet auf. Viele Frauen empfinden sie nachts als besonders schlimm. Denn ...

- anders als am Tag können die ersten körperlichen Warnsignale nicht wahrgenommen werden.
- gestörter Schlaf führt zu Müdigkeit, Depression und Reizbarkeit.

Warum gibt es diese Hitzeschübe?

Warum es diese Hitzeschübe gibt, ist noch nicht vollständig geklärt. Man nimmt aber an, dass chemische Schwankungen des Hormonspiegels der Grund dafür sind.

Die Blutgefäße reagieren sensibel auf chemische Veränderungen und weiten sich, sodass mehr Blut durch die Haut fließen kann. Das wird als Wärmeschub empfunden. Ein medizinisches Lexikon definiert die Hitzewallung als „Vasomotorisches Symptom des Klimakteriums": „Plötzliche Vasodilation (Gefäßerweiterung) verbunden mit einem Gefühl der Hitze, welches sich über Hals- und Brustbereich erstreckt. Übermäßige Schweißausbrüche begleiten den Hitzeschub."

Durch den abrupten Östrogenabfall werden wahrscheinlich die Wärmezentren im Hypothalamus durcheinandergebracht.

Hitzewallungen signalisieren:

Die Eierstöcke haben alle vorhandenen Eizellen aufgebraucht. Daher antworten sie auf die Anwendung von FSH im Hypothalamus nicht mehr mit der Produktion von Östrogen.

Das Ende der Menopause

Einige Frauen erleben die Prämenopause über Nacht und völlig beschwerdefrei. Die meisten Frauen fühlen sich in dieser Zeit jedoch unwohl und sind sich der hormonellen Umstellung, die in ihren Körpern passiert und möglicherweise ihr Leben ändert, bewusst. Dieser biologische Prozess bewirkt enorme Veränderungen im Körper einer Frau und es kann zwei bis fünf Jahre dauern, bis er abgeschlossen ist.

Emotionale Erschöpfung

Jede Frau hat Angst vor den körperlichen Beschwerden, welche die Wechseljahre mit sich bringen. Doch die Menopause kann auch eine Zeit des emotionalen Umbruches sein und von Gefühlen wie Traurigkeit, Stimmungsschwankungen, Angst und Reizbarkeit begleitet werden. Möglicherweise wird mit dem Ende der Fruchtbarkeit auch die eigene Persönlichkeit hinterfragt.

Oftmals fallen die emotionalen Beschwerden der Menopause mit Stress in der Arbeit oder zu Hause, beispielsweise der Pflege der Eltern oder der Kinder, zusammen. Sie können es jedoch nicht jedem recht machen, sonst sind Sie schnell am Ende Ihrer Kräfte. Hier einige Vorschläge, wie Sie besser auf sich achten:

- Gehen Sie zum Arzt und holen Sie sich Ratschläge gegen Ihre Beschwerden.
- Setzen Sie sich mit Ihrer Familie zusammen und sprechen Sie über Ihre Situation. Ihre Familie kann viel mehr Verständnis aufbringen, wenn Sie von Ihren körperlichen und emotionalen Beschwerden weiß.
- Teilen Sie die Hausarbeit und auch andere familiäre Pflichten wie Pflege zwischen Ihnen und Ihrer Familie auf.
- Nehmen Sie sich mindestens drei bis vier Stunden pro Woche Zeit für sich. Lassen Sie sich verwöhnen – mit einer Gesichtsmassage, Yogastunden oder einem Mittagessen mit der besten Freundin.

Das Ende der Fruchtbarkeit

Vielleicht haben Sie all die Kinder, die Sie immer haben wollten. Vielleicht haben Sie sich für ein Leben ohne Kinder entschieden. Wie auch immer, es ist eine Tatsache, dass Ihre fruchtbaren Jahre vorbei sind.

Die Menopause kann unter Umständen zu einer Zeit der Trauer um nicht geborene Kinder werden. Dann hilft es, seine Gedanken und Gefühle in einem Brief an das ungeborene Kind aufzuschreiben. Erzählen Sie Ihrem Kind von sich, Ihrer Familie, Ihren Hoffnungen und Träumen, und was Sie beide vielleicht hätten miteinander teilen können. Man kann den Brief in einem Ruck schreiben oder sich Zeit lassen. Wenn Sie fertig sind, stecken Sie die Seiten in einen großen Briefumschlag, vielleicht mit einigen Fotos aus dem Familienalbum, und packen alles in eine Schublade. Seelische Probleme werden leichter gelöst, wenn man mit seiner Traurigkeit kreativ umgeht.

Mit 48 merkte ich, dass sich in mir etwas veränderte. Ich hatte zwei Kinder, 23 und 25 Jahre alt, die noch zu Hause lebten, und eine Tochter in der Pubertät. Ich begann ohne ersichtlichen Grund zu weinen und hatte schon morgens gar keine Lust aufzustehen. Ich war unglaublich gereizt und flippte schon bei Kleinigkeiten aus. Meine verwitwete Mutter war damals 82, wohnte ca. einen Kilometer entfernt und verlangte meine ungeteilte Aufmerksamkeit. Sie wusste, da ich ihr einziges Kind war, dass ich zu ihren Forderungen nicht Nein sagen konnte.

Susanne, Hannover

Fragebogen zu den Beschwerden der Wechseljahre

Kreuzen Sie das Kästchen an, das den Grad Ihrer Beschwerden am besten wiedergibt.
Jedem Kästchen ist eine bestimmte Punktezahl zugeordnet. Notieren Sie diese.

Symptome	Stark	Mäßig	Sanft	keine Beschwerden
Hitzewallungen	12 ☐	8 ☐	4 ☐	0 ☐
Schweißausbrüche	12 ☐	8 ☐	4 ☐	0 ☐
Gereiztheit/Nervosität	3 ☐	2 ☐	1 ☐	0 ☐
Trockene Scheide	3 ☐	2 ☐	1 ☐	0 ☐
Fehlendes Interesse an Sex (wenn nicht zutreffend, bitte ignorieren)	3 ☐	2 ☐	1 ☐	0 ☐
Schlaflosigkeit	3 ☐	2 ☐	1 ☐	0 ☐
Fehlende Energie	3 ☐	2 ☐	1 ☐	0 ☐
Haar-/Hautveränderungen	3 ☐	2 ☐	1 ☐	0 ☐
Muskel- und Gelenkschmerzen	3 ☐	2 ☐	1 ☐	0 ☐
Probleme mit Gedächtnis und Konzentration	3 ☐	2 ☐	1 ☐	0 ☐

Zählen Sie nun Ihre Punkte zusammen. Liegen Sie mit Ihrem Ergebnis über 30 Punkten, können Sie davon ausgehen, dass sich Ihre Beschwerden auf die Menopause zurückführen lassen. Doch auch ein niedrigeres Ergebnis schließt das nicht aus.

Die chirurgische Entfernung der Eierstöcke

Für manche Frauen kann eine chirurgische Entfernung der Eierstöcke das einzige Hilfsmittel sein. Das ist vor allem der Fall, wenn Endometriose (Wucherung der Gebärmutterschleimhaut), PMS oder chronische Schmerzen nicht mehr aufgehalten werden können oder wenn eine Erkrankung der Eierstöcke vorliegt und alle anderen Heilmittel ausgeschöpft sind.

Endometriose ist eine Krankheit, die viele Frauen in den fruchtbaren Jahren bekommen und die immer wiederkehren wird, solange die Eierstöcke funktionieren. Obwohl die Eierstöcke selbst gesund sein können, ist eine Hysterektomie (Entfernung der Gebärmutter) verbunden mit einer Entfernung der Eierstöcke das einzige Heilmittel von Dauer. Dabei wird operativ Gewebe entfernt, das nicht unmittelbar von der Krankheit befallen ist.

Frauen wird dann oftmals eine Hormonersatztherapie (HET) verschrieben, doch einige Ärzte sind gegen diese Verordnung, zumindest was die ersten sechs Monate nach der OP betrifft. Denn wenn alle Endometrioseherde entfernt worden sind, ist die Chance einer Wiedererkrankung sehr gering. Sollten jedoch noch kleine Ablagerungen vorhanden sein, würde eine HET das Wachstum neuer Herde sogar noch unterstützen.

Sehr oft wird Frauen ab 50 aufwärts zu einer Hysterektomie noch die Entfernung der Eierstöcke empfohlen. Man begründet das damit, dass sich an den Eierstöcken sehr leicht Krebs entwickeln könne. Diese These ist jedoch nach wie vor heftig umstritten. Und wenn Sie gezwungen sind, sich damit auseinanderzusetzen, sollten Sie die Risiken – möglicher Befall der Eierstöcke durch Krebs auf der einen Seite, Nutzen funktionierender Eierstöcke (und damit Hormonproduktion) auf der anderen Seite – gut abwägen.

Neueste Forschungsergebnisse aus den USA, Dänemark, Japan, Australien und England zeigen:

- Familiäre Risikofaktoren sind Unfruchtbarkeit, häufiges Vorkommen von Eierstockkrebs innerhalb der Familie, eine späte Menopause und Kinderlosigkeit.
- Eine Hysterektomie reduziert das Risiko, an Eierstockkrebs zu erkranken, um 36 %. Obwohl eine dänische Studie von 1997 andeutet, dass dieser Schutz mit der Zeit schwindet.

Wichtig
Wenn Ihre Eierstöcke chirurgisch entfernt werden sollen, ist es lebenswichtig, dass Sie alle Vor- und Nachteile einer Hormonersatztherapie mit Ihrem Arzt im Detail klären.

- Frauen, die noch einen Eierstock haben, haben mindestens zehn Jahre lang nach der Hysterektomie ein deutlich vermindertes Risiko, an Eierstockkrebs zu erkranken.
- Bei Frauen, die vor der Hysterektomie starke Menstruationen hatten, reduziert sich das Risiko, an Eierstockkrebs zu erkranken, um 36 %.

Frauen, die noch ihre Periode haben und denen ihre Eierstöcke entfernt werden, wird die wichtigste hormonelle Unterstützung genommen. Diese kann nicht mehr angemessen ersetzt werden. Doch der größte Nachteil ist der Verlust von Knochenmasse. Das kann zu Osteoporose führen (s. S. 38–47).

Die verfrühte Menopause

Egal ob Sie 20 oder 50 sind, die Entfernung der Eierstöcke ist kein leichter Schritt, denn sie führt zu einer verfrühten Menopause, entweder kurz nach der Operation oder innerhalb der ersten zwei Jahre. Ärzte empfehlen dann eine HET. Dabei wird jedoch monatelang nach der richtigen Dosis an Hormonen gesucht, solange bis die richtige Einstellung gefunden ist.

Das reproduktive System

Zu den wichtigsten weiblichen Fortpflanzungsorganen gehören die Gebärmutter, die Eileiter und die Eierstöcke. Die Gebärmutter ist durch den Gebärmutterhals verlängert. Dieser reicht weit nach unten bis zur Vagina.

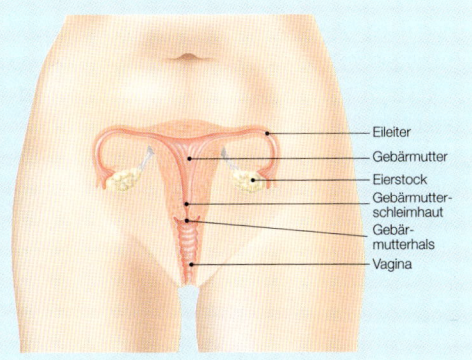

Endometriose

(Wucherung der Gebärmutterschleimhaut)
Die Grafik zeigt jene inneren Organe, die häufig von Endometriose befallen werden.

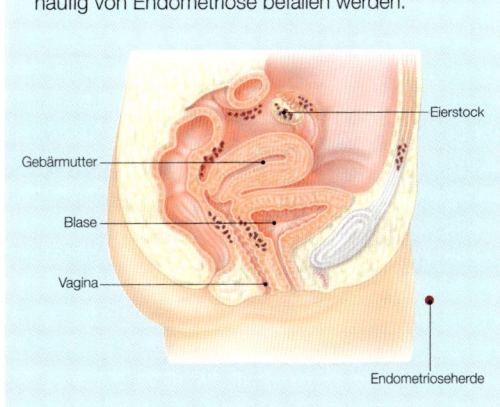

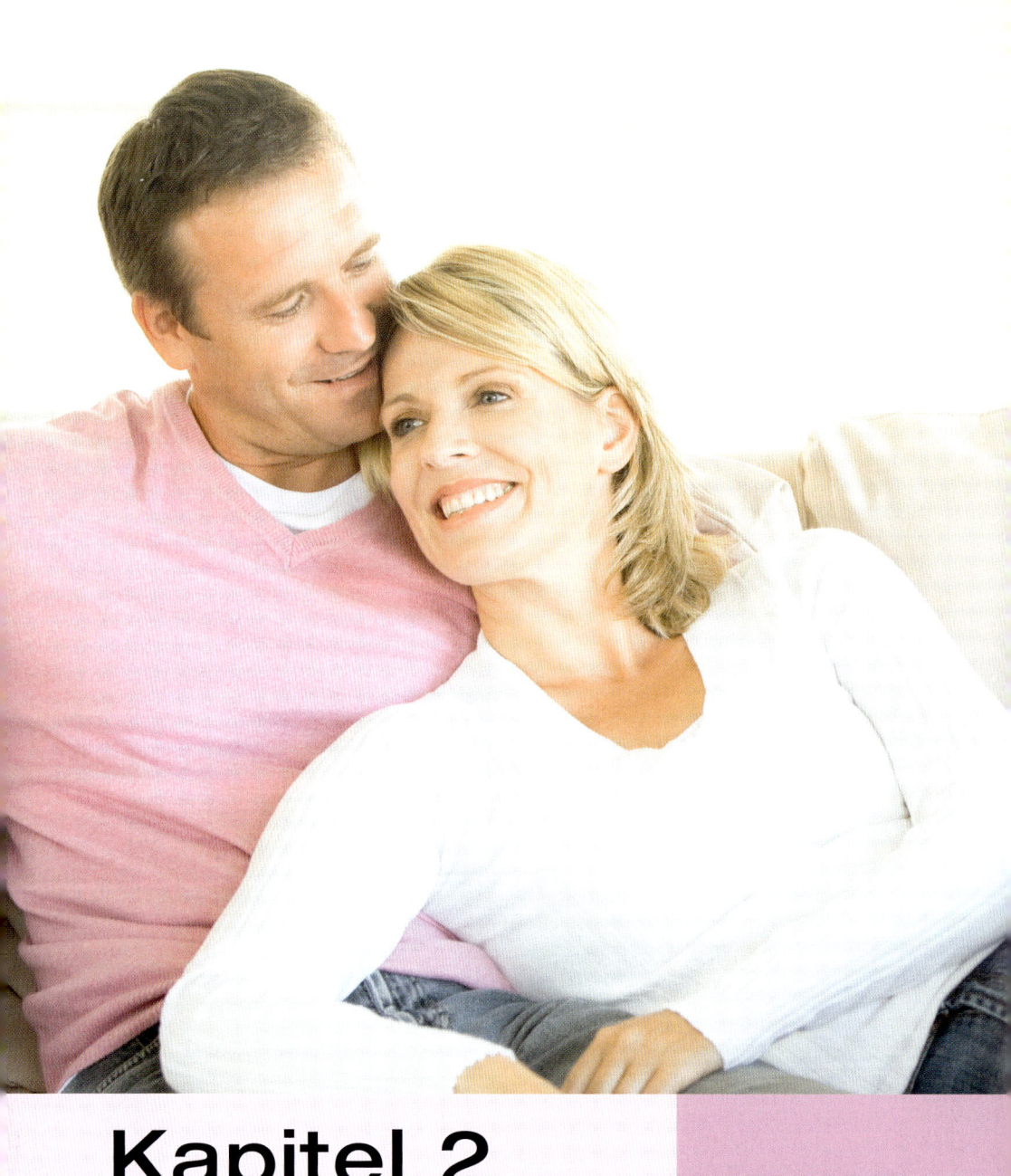

Kapitel 2

Achten Sie auf Ihren Körper

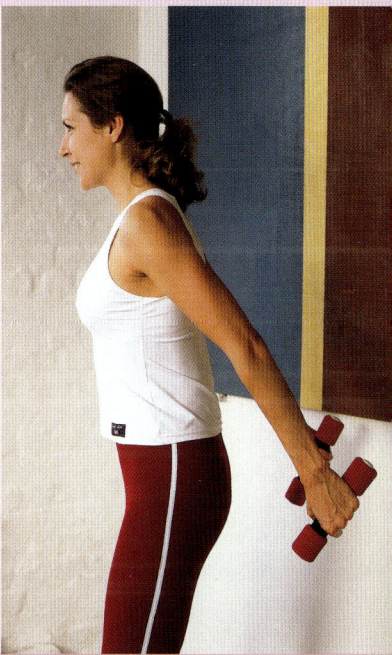

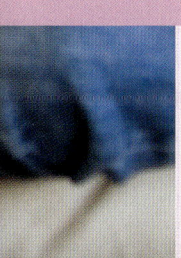

Das natürliche Progesteron

Zu Beginn des 20. Jahrhunderts entdeckten Wissenschaftler, die sich mit den Geheimnissen weiblicher Hormone auseinandersetzten, erstmals die Existenz von Östrogen. Bei weiteren Untersuchungen fand man das Hormon, das hauptsächlich für den Erhalt einer erfolgreichen Schwangerschaft verantwortlich war: Progesteron (Pro-Gestation).

Dr. Ray Peat, ein Biochemiker aus Oregon, erkannte während seiner Forschungen in den 70er-Jahren, dass Progesteron eine entscheidende Rolle spielte für Frauen, die während der Wechseljahre an Osteoporose litten. Denn das Hormon regt zur Bildung neuer Knochenmasse an. Peat glaubte außerdem, dass Progesteron aus Yams, Soja und 5000 unterschiedlichen Pflanzen hergestellt werden konnte.

Es zeigte sich, dass die Substanz Diosgenin die größte, gewerblich nutzbare Quelle für Progesteron war. Man fand sie in der Knolle der mexikanischen wilden Yams (*Dioscorea villosa*).

Testversuche

Das Medizin-Forschungsinstitut Baker in Melbourne, Australien testete in einer placebokontrollierten Doppelblindstudie drei Monate lang die Wirkung von Salben, die aus Yams gewonnen wurden. Die Forscher fanden jedoch keinen statistisch signifikanten Unterschied zwischen einem Placebo und der Progesteronsalbe, obwohl einige Frauen, welche diese benutzten, von Besserungen ihrer Stimmungsschwankungen berichteten. Das kann aber auch auf das in Salben verwendete geraniumhaltige Öl zurückzuführen sein.

Die mexikanische wilde Yams (*Dioscorea villosa*) enthält den Stoff Diosgenin.

Diosgenin konnte leicht in ein Molekül umgewandelt werden, das dem körpereigenen Progesteron ähnelte. Diese Entdeckung ebnete den Weg für Salben, die auf die Haut aufgetragen werden konnten. Aufgrund des kommerziellen Erfolgs entstanden in Mexiko riesige Anbaugebiete der wilden Yams. Die Wirkung der Progesteronsalbe – auch gegen Osteoporose – ist wissenschaftlich nicht belegt. Doch gibt es Studien, in welchen Frauen von einer Besserung ihrer Beschwerden berichteten.

Ein natürliches Hormon?

Der amerikanische Arzt John Lee widerlegte in seiner Veröffentlichung „Der Yamsbetrug" einige Behauptungen über Yams und Progesteron. So gab er an, dass der menschliche Körper nicht in der Lage sei, das in Yams enthaltene Diosgenin in Progesteron umzuwandeln. Außerdem würden, so Lee, die meisten Progesteronsalben gar keine wilde

Yamswurzel enthalten, da die meisten Hersteller Sojabohnen verwenden würden. Weiterhin stellte Dr. Lee fest:

* Progesteron selbst findet sich nicht in der wilden Yams.
* Es wird in einer Reihe chemischer Schritte künstlich aus der Pflanze hergestellt.
* D. h. ein chemischer Umwandlungsprozess ist dafür notwendig und Progesteron somit überhaupt nicht „natürlich".
* Progesteron löste sich nicht gut in Alkohol auf und andere im Labor getestete Lösungen waren hochgiftig. Eine patentierte Methode ist die Lösung in Vitamin E.

Trotz dieser wissenschaftlichen Belege berichten Tausende von Frauen in den Wechseljahren von einer Verbesserung ihrer Beschwerden und der wohltuenden Wirkung von natürlichen Progesteronprodukten.

Die Verfügbarkeit von Progesteron

In Deutschland ist die Progesteronsalbe nur mit einem Rezept erhältlich, kann aber auch über die Webseiten bestimmter Anbieter oder den Postversand bezogen werden. In den USA und den meisten anderen Staaten ist das Medikament nicht verschreibungspflichtig.

Es gibt progesteronhaltige Heilmittel in drei Formen: als Salbe, Granulat oder Öl. Granulate und Öle weisen eine dreimal höhere Konzentration an Progesteron auf als die Salbe. Man nimmt einige Tropfen des Öls oder Körner des Granulats in den Mund und lässt sie 5–8 Minuten unter der Zunge, bis sie sich auflösen. Wenn Progesteron so eingenommen wird, geht es sofort ins Blut über. Progesteronsalben hingegen wirken vor allem bei Langzeiteinnahme.

„Vor vier Jahren haben mich die Beschwerden der Wechseljahre fast verrückt gemacht. Ich litt unter Konzentrationsschwierigkeiten, Unwohlsein, Stimmungsschwankungen, Gedächtnislücken und einer trockenen Scheide. Familiäre Veranlagungen sprachen gegen eine Hormonersatztherapie. Meine Mutter hatte mit 60 Jahren Bluthochdruck und einen Schlaganfall. Ich hatte ein bösartiges Melanom an meinem Handgelenk. Ich habe dann von der Progesteronsalbe erfahren und sie angewendet. Seitdem – es ist fantastisch – sind all die Probleme die ich hatte, reguliert worden."
Manuela, Dresden

Gibt es irgendwelche Nebenwirkungen?

Natürliches Progesteron verursacht keine Nebenwirkungen. Manche Frauen erleben eine vorübergehende Veränderung ihrer Periode, die von Gefühlen der Euphorie begleitet werden. Sehr selten kann es in der postmenopausalen Phase – im ersten oder zweiten Monat – zu einer kurzen Menstruation kommen, die jedoch bald endgültig gestoppt wird. Ein Zeichen dafür, dass das Progesteron den Körper dazu bringt, überschüssiges Östrogen – das eine Abstoßung der Gebärmutterschleimhaut und eine Abbruchblutung auslösen könnte – auszuscheiden. Sollten die Abbruchblutungen länger als drei Monate anhalten, ist es wichtig, einen Arzt zu konsultieren.

Sex und die Menopause

Vielleicht haben Sie während Ihrer Menopause ein glückliches und gesundes Sexualleben. Es ist aber auch möglich, dass Ihre Lust auf Sex abnimmt oder Sie – aus unterschiedlichen Gründen – keine sexuelle Beziehung haben.

Nutze es oder du verlierst es!

Unabhängig davon, ob man Sex mit einem Partner hat oder nicht, die Gesundheit der Vagina während und nach der Menopause ist sehr wichtig. Eine gesteigerte Drüsentätigkeit und ein erhöhter Blutkreislauf in der Beckenregion sind die Vorteile sexueller Stimulation. Sie können durch Selbstbefriedigung genauso leicht erreicht werden wie durch Geschlechtsverkehr. Stimulation und Orgasmus – nicht die Existenz eines Partners – halten die Vagina gesund.

Wenn die Funktion der Eierstöcke nachlässt, kann der Verlust des Östrogens das Erscheinungsbild und die Empfindlichkeit der Geschlechtsteile beeinflussen.

Erste mögliche Veränderungen betreffen das Äußere der Scheide: Die Schamhaare werden dünner, die Schamlippen verlieren an Fettgewebe und sind weniger empfindlich für Berührungen. Wegen geringerer Durchblutung werden auch die Scheideninnenwände fragiler.

Denke sexy!

Die Einstellung ist alles. Der Geist hat einen großen Einfluss auf Sexualität, und das Gehirn ist das mächtigste Organ, wenn es um Sex geht. Wäre die Physiologie die einzige Komponente der Sexualität, würden sich alle Menschen nach der exakt gleichen Menge Sex sehnen und das Interesse an Sex zur selben Zeit und im selben Maße verlieren. Aber das gibt es einfach nicht.

Wird die Vagina nicht durch Sex oder Masturbation stimuliert, beeinflusst das Drüsen und Nerven des Unterleibs, denn es mangelt an ausreichender Durchblutung. Wenn die Nerven ihre Tätigkeit verringern, nimmt auch die Erregbarkeit während des Geschlechtsverkehrs ab. Und wenn die Drüsentätigkeit abnimmt, wird bei Erregung weniger Feuchtigkeit produziert.

Eine Abwärtsspirale

Wird die Haut um und in der Scheide empfindlicher, wird man Geschlechtsverkehr vermeiden. Man denkt vielleicht: „Warum soll ich mich plagen?" Aber Enthaltsamkeit beschleunigt den oben beschriebenen Prozess noch: Die Vagina wird kleiner und weniger elastisch. Dann spricht man von einer „trockenen Scheide" oder Atrophie der Scheide.

Im besten Fall spürt man beim Geschlechtsverkehr nichts mehr, im schlimmsten Fall hat man Schmerzen. In sehr ernsten Fällen kann das Gewebe der Scheide während des Verkehrs sogar reißen. Außerdem verändert sich das Säure-Basen-Gleichgewicht in der Scheide. Es wechselt von einem eher sauren zu einem basischen Milieu, was Infektionen begünstigt. All diese Veränderungen können zur Folge haben:

* verminderte Reaktion auf sexuelle Erregung
* nachlassende Reaktionszeit der Scheide
* Schwierigkeit, einen Orgasmus zu erlangen
* erhöhte Anfälligkeit für Infektionen: bei einer trockenen Scheide besonders Entzündungen, Juckreiz und Ausfluss

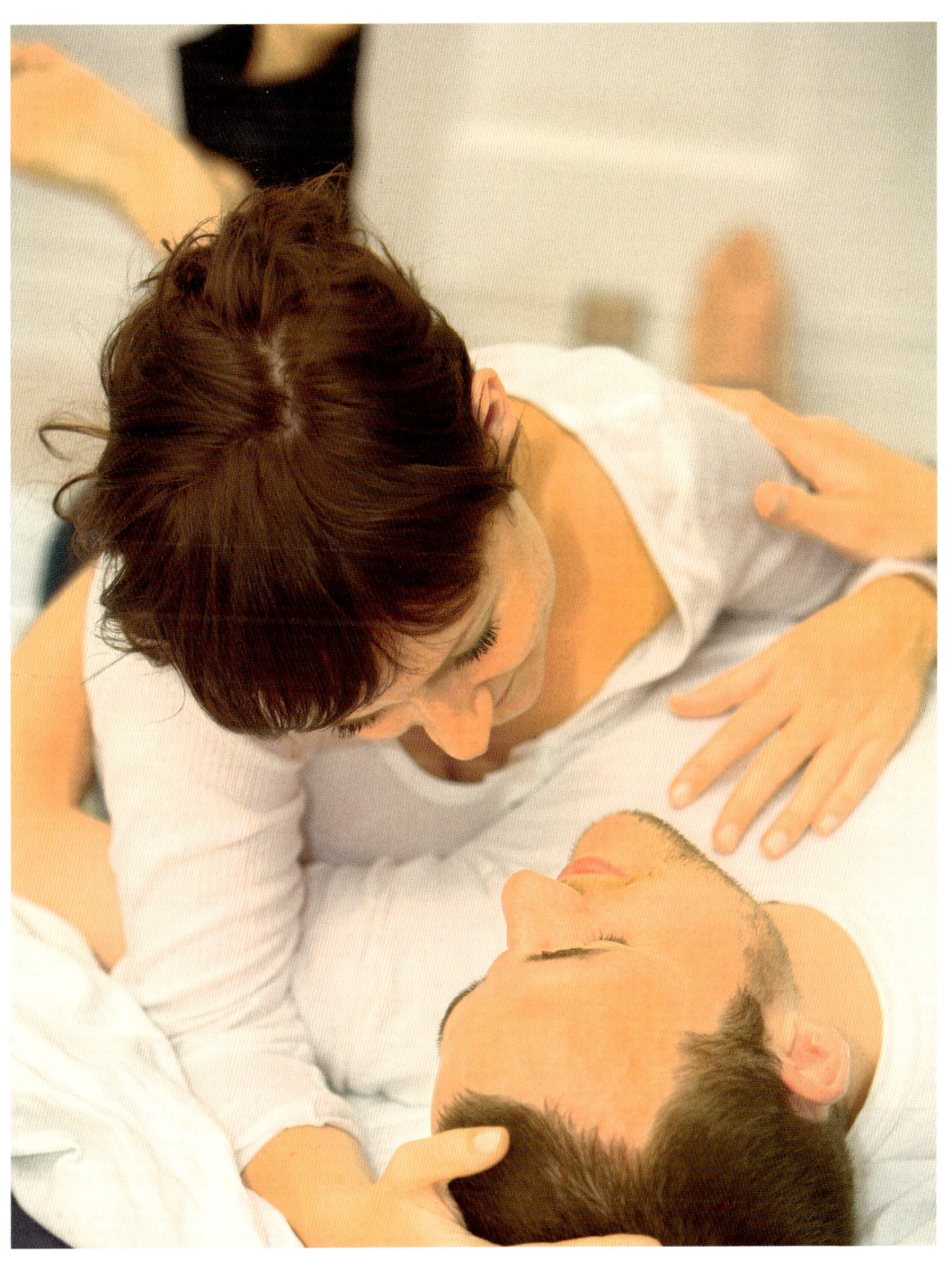

Was kann man gegen eine „trockene Scheide" tun?

Am besten beginnt man mit einem rezeptfrei erhältlichen Gleitgel für die Scheide. Obwohl damit dünne oder beschädigte Scheideninnenwände nicht rückgängig gemacht werden können, erleichtert es den Geschlechtsverkehr erheblich. Sexuelle Spielarten wie Cunnilingus (Stimulation der Genitalien durch Lippen oder Zunge des Partners) können sehr anregend sein und helfen, die Durchblutung und Gleitfähigkeit der Scheide zu beschleunigen.

Wird die sexuelle Reaktionsfähigkeit langsamer, hilft vielleicht oraler Sex, Masturbation oder ein Vibrator. Während der Menopause muss vielleicht die Klitoris stärker stimuliert werden, um einen Orgasmus zu bekommen.

Verhütung während der Menopause

Die Menopause ist technisch gesehen das Ausbleiben der Menstruation für 12 Monate. Da dieser Vorgang nur rückwirkend bestimmt werden kann, sollte man Verhütungsmittel verwenden, es sei denn, man ist sterilisiert, hatte eine Hysterektomie oder der Partner eine Vasektomie.

Hormonelle Verhütungsmethoden

Älteren Frauen hat man früher oftmals von der Antibabypille (enthält Ethinylöstradiol und Progesteron) abgeraten und jüngeren Frauen hat man empfohlen, sie ab 35 nicht mehr zu nehmen. Forschungen haben jedoch gezeigt, dass Frauen ab 50 diese Pille durchaus nehmen können, da das Gesundheitsrisiko niedrig ist und die Pille sogar Vorteile hat.

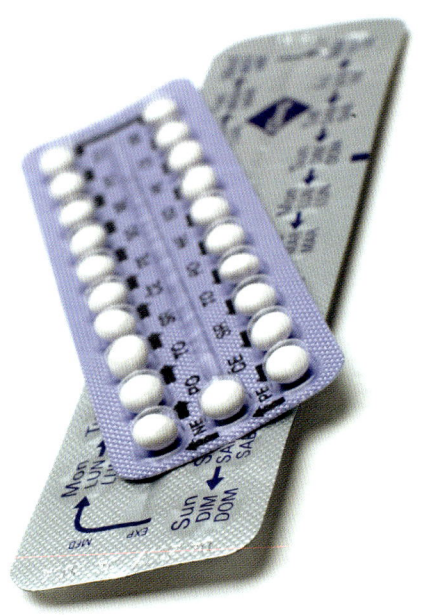

Wussten Sie das?

Keine der natürlichen Verhütungsmethoden wie die Kalendermethode, die Temperaturmessmethode oder die Billings-Methode sind für Frauen in der Menopause geeignet. Da der Eisprung unberechenbar wird, ist es schwierig zu sagen, wann man fruchtbar ist.

Die Minipille (enthält nur Progesteron) hingegen wurde älteren Frauen oft empfohlen. Sie ist genauso effektiv wie die Antibabypille.

Viele Frauen wechseln zur Minipille, wenn sie 35 und/oder Raucherin sind, fettleibig, an Migräne oder zu hohem Blutdruck leiden oder aber ein erhöhtes Herzinfarktrisiko haben.

Eine ausbleibende Periode ist bei Einnahme der Minipille häufig, aber nicht weiter beunruhigend. Zwischenblutungen sollten Sie dem Arzt mitteilen und eventuell andere Verhütungsmethoden erwägen.

Mechanische Verhütungsmethoden

Das Diaphragma ist eine weiche, kuppelförmige Kappe aus Gummi. Es wird vor den Gebärmuttermund geschoben, um zu verhindern, dass Spermien in den Gebärmutterhals dringen. Meist kombiniert man das Diaphragma mit einem Spermien abtötenden Gel. Die Kappe sollte vor dem Geschlechtsverkehr eingeführt werden und kann sechs Stunden danach wieder entfernt werden. Der Frauenarzt ermittelt die richtige Größe und

passt den Sitz des Diaphragmas dem Muttermund an. Ein Vorteil ist, dass die dünne Gummimembran während des Geschlechtsverkehrs auch die Menstruationsblutungen zurückhalten kann. Das ist vor allem während der Menopause nützlich, wenn die Periode nicht vorhersehbar ist.

Das Kondom ist das bekannteste mechanische Verhütungsmittel und am leichtesten erhältlich, z. B. in Apotheken oder Drogerien. Es ist wie eine zweite Haut, die über den erigierten Penis gestreift wird, bevor es zur Penetration kommt. Danach wird das benutzte Kondom wieder abgestreift.

Sexuell übertragbaren Krankheiten vorbeugen

Gerade beim Sex mit einem neuen Partner empfiehlt es sich, Kondome zu benutzen, um sich vor sexuell übertragbaren Krankheiten zu schützen.

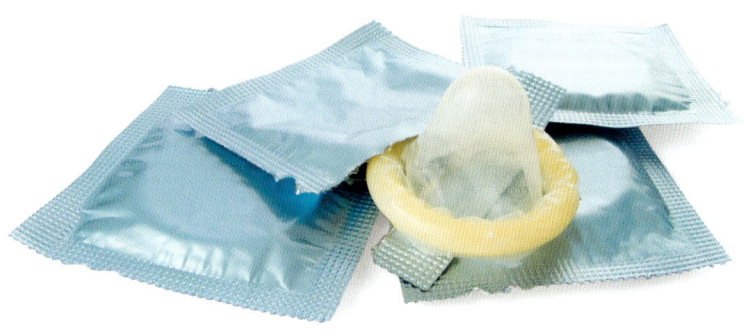

Probleme mit der Blase

Während Ihrer Menopause müssen Sie womöglich öfter zur Toilette gehen, als das früher der Fall war. Vielleicht verliert Ihr Körper auch kleine Mengen Urin, beispielsweise wenn Sie niesen, husten, lachen oder sich abrupt bewegen. Dieses Problem wird als Harninkontinenz bezeichnet und ist nicht ungewöhnlich. Dennoch schämen sich viele Menschen, darüber zu sprechen.

Sowohl bei Frauen als auch bei Männern nimmt die Funktion der Nieren ab, wenn sie älter werden. Der Harnleiter, eine Art Trichter, der das Urin von der Niere zur Blase transportiert, ist verengt und zieht sich zusammen. Das kann zu Folgendem führen:

- Urethritis (Entzündung der Harnröhre)
- wiederholte Blasenentzündungen
- Entzündung der Harnleiter
- Schmerzen beim Urinieren
- Schwierigkeiten beim Urinieren
- eine Trias von Blasenproblemen: Harndrang, häufiges Wasserlassen und Inkontinenz

Wenn man älter wird, hat man öfter das Gefühl, die Blase entleeren zu müssen, auch wenn diese nur halb voll ist. Das Ergebnis ist, dass man öfter auf die Toilette geht. Harninkontinenz kann viele Ursachen haben:

- Die Muskeln des Unterleibs und Beckenbodens erschlaffen mit zunehmendem Alter, vor allem bei Frauen, die mehrere Kinder haben. Dadurch kann es bei erhöhtem Druck auf die Blase, z. B. beim Husten oder Lachen, zum Auslaufen von Urin kommen.
- als Folge wiederholter Blasenentzündungen
- als Begleiterkrankung anderer Krankheiten, z. B. Parkinson, Diabetes oder Blasenkrebs
- Grund für die menopausale Inkontinenz ist ein geschwächter Harnapparat als Folge mehrerer Geburten. Aber auch Frauen, die eine Hysterektomie hatten, leiden manchmal an Inkontinenz.

Da die Gebärmutter entfernt wurde, fehlt die Unterstützung für Blase und Harnwege. In seltenen Fällen kann während der Operation der Harnleiter vom Chirurgen verletzt worden sein.

Dranginkontinenz

Nicht unterdrückbarer Harndrang, der zum Verlust von Urin führt, bevor die Toilette erreicht ist. In der Zeit um die Menopause herum ist Dranginkontinenz nicht ungewöhnlich. 70 % der älteren Frauen sind in unterschiedlichem Maße davon betroffen. Bei der Dranginkontinenz, oft verbunden mit nächtlichem Bettnässen, ist das Fassungsvermögen der Harnblase verkleinert.

Stressinkontinenz

Es kommt vor allem beim Niesen, Husten oder bei abrupten Bewegungen zum Urinverlust, häufig verbunden mit einem Gebärmuttervorfall. Die Blase ist nicht mehr in der Lage, die Menge an Urin zu halten, die sie normalerweise hält. Bei Stressinkontinenz kommt es jedoch nicht zu nächtlichem Bettnässen.

Überlaufinkontinenz

Kommt häufiger bei Männern vor als bei Frauen. Sie hängt mit einer vergrößerten Prostata und einer unvollständigen Leerung der Blase zusammen. Man verspürt einen starken Harndrang, hat aber Probleme beim Entleeren.

Einer geschwächten Blase kann von einem guten Urologen geholfen werden. Zuerst sollte man aber einige Selbsthilfemaßnahmen ausprobieren:

- Die Probleme mit Inkontinenz nehmen bei Übergewicht zu. Überschüssiges Fett stresst Blase und Harnröhre, sie rutschen ab und lassen Urin unkontrolliert auslaufen. Daher sollte man versuchen abzunehmen.
- Achten Sie darauf, was Sie essen. Einige Zitrusfrüchte, aber auch scharfes Essen können die Blase irritieren und den Urinverlust verstärken.
- Verringern Sie Ihren Kaffee- und Alkoholkonsum.
- Stärken Sie Ihren Unterleib und Beckenboden mit „Kegelübungen" (siehe Kasten rechts).
- Überprüfen Sie verschreibungspflichtige Medikamente, die Sie einnehmen, mit Ihrem Arzt. Einige Arzneimittel wie z. B. Antihistaminika oder Beruhigungsmittel können Blasenprobleme verursachen oder verschlimmern.

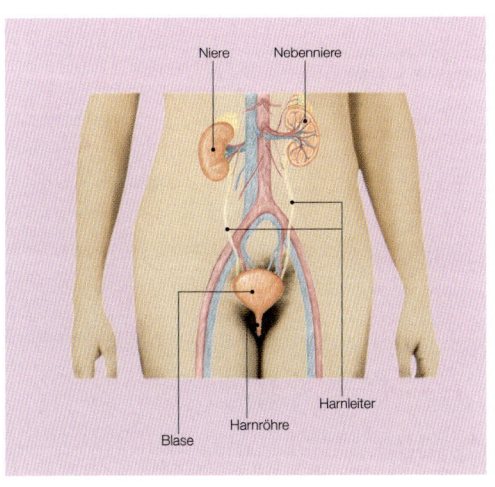

Niere   Nebenniere

Harnleiter

Harnröhre

Blase

Kegelübungen

In den späten 40er-Jahren entdeckte Dr. Arnold Kegel, Chirurg an der Universitätsklinik von Kalifornien, eine spezielle Übung, die Frauen mit Blasenproblemen helfen sollte. Diese Übungen – bekannt als „Kegelübungen" – helfen, den Pubococcygeus-Muskel (kurz: PC-Muskel) zu trainieren. Der Muskel unterstützt Blase und Harnröhre und hilft, den Urinstrahl während des Wasserlassens zu stoppen oder den Stuhlgang „zurückzuhalten". Es ist wichtig, den PC-Muskel während der Menopause fit zu halten, um mögliche Probleme mit der Kontrolle der Blase zu vermeiden.

Ein trainierter PC-Muskel kann außerdem zu einer gesteigerten sexuellen Befriedigung beitragen, denn das rhythmische Zusammenziehen des Muskels spürt man während des Orgasmus'.

Stellen Sie sich bei den Kegelübungen vor, Ihr Beckenboden wäre der Fahrstuhl in einem fünfstöckigen Gebäude.

- Spannen Sie Ihren PC-Muskel langsam an und stellen Sie sich vor, der Fahrstuhl fährt nun von Etage zu Etage.
- In jedem Stockwerk zählen Sie bis fünf, dann spannen Sie den Muskel weiter an.
- Wenn Sie oben angekommen sind, gehen Sie Stockwerk für Stockwerk wieder zurück und entspannen den Muskel Stück für Stück.
- Versuchen Sie, fünf dieser Übungen hintereinander zu machen, mehrere Male am Tag. Sie können das überall und zu jeder Zeit machen: am Schreibtisch in Ihrem Büro, während Sie im Supermarkt an der Kasse warten, Fernsehen schauen oder sogar dann, wenn Sie Sex haben.

Osteoporose

Das Skelett ist eine lebendige Substanz. Es erneuert sich fortwährend selbst mit neuen Knochen. Knochen sind ständig möglichen Brüchen ausgesetzt. Die Erneuerung der Knochen ist also nicht nur für die Reparatur notwendig, sondern auch für das Knochenwachstum.

Die grundlegende Struktur der Knochen wird sich mit dem Alter nicht verändern, aber ihre Dichte und Belastbarkeit wird abnehmen. Das gehört zum Älterwerden dazu, doch manchmal schwinden Knochen schneller, als sie durch neue Knochenmasse ersetzt werden können. Wenn das passiert, werden Knochen so fragil, dass sie sehr leicht brechen können, vor allem am Handgelenk, an der Hüfte oder Wirbelsäule. Die Konsequenzen sind erschütternd, denn 20 % der Hüftgelenksbrüche enden tödlich. Diese weltweit verbreitete Krankheit bezeichnet man als Osteoporose.

Die rassische Herkunft beeinflusst unter anderem das Risiko für die Krankheit: Dass Frauen aus Afrika, dem Mittelmeerraum oder Australien (vom Stamme der Aborigines) an Osteoporose erkranken, ist unwahrscheinlich, denn sie besitzen

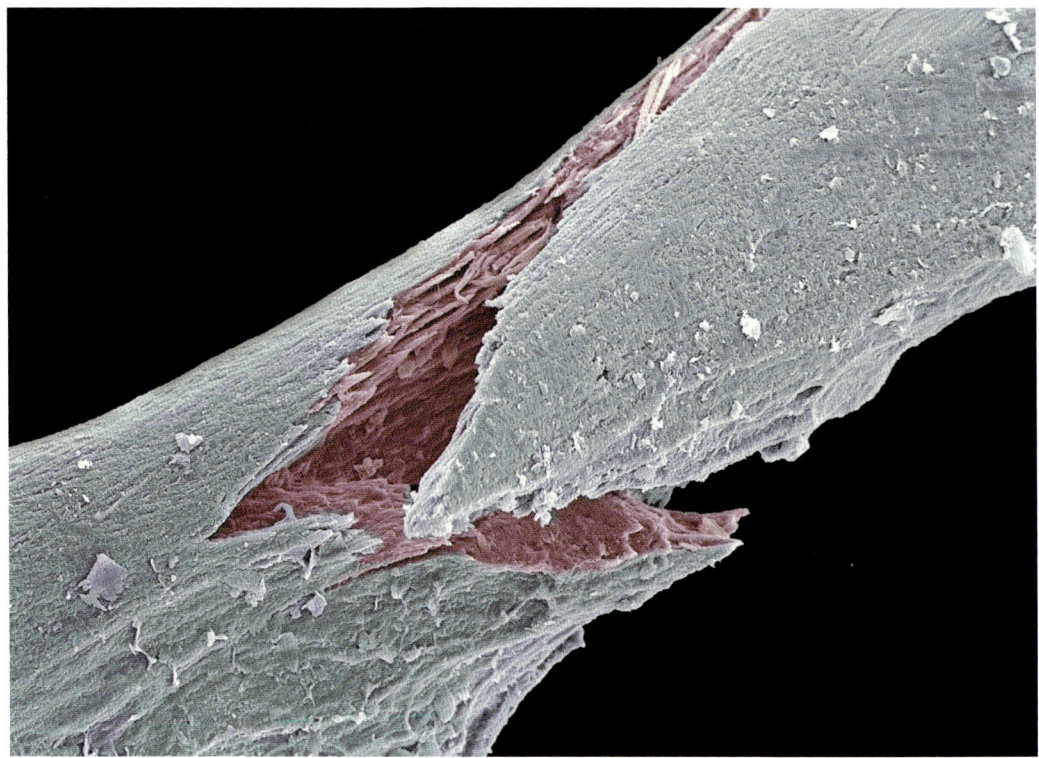

Der gebrochene Knochen hat zerklüftete Kanten. Es wird Zeit brauchen, bis er zusammengewachsen ist.

dickere Knochen und eine größere Knochenmasse. Ganz im Gegensatz zu kaukasischen, asiatischen oder orientalischen Frauen. Sie haben dünnere Knochen und eine geringere Knochenmasse und sind so einem höheren Risiko ausgesetzt.

Osteoporose kann schon 5 – 20 Jahre vor der Menopause einsetzen, wenn der Östrogenspiegel hoch ist. Der Prozess beschleunigt sich in der Menopause für ein paar Jahre, oder wenn die Eierstöcke chirurgisch entfernt wurden bzw. funktionslos sind wie nach einer Hysterektomie. Die Rate des Knochenschwunds wird dann phasenweise um 2 – 5 % jährlich steigen.

Bei einigen Frauen werden die Grundlagen für die Krankheit schon Jahre vorher gelegt, z. B. durch kalziumarme Diäten oder die Anforderungen athletischer Trainingseinheiten, die den Eisprung blockieren.

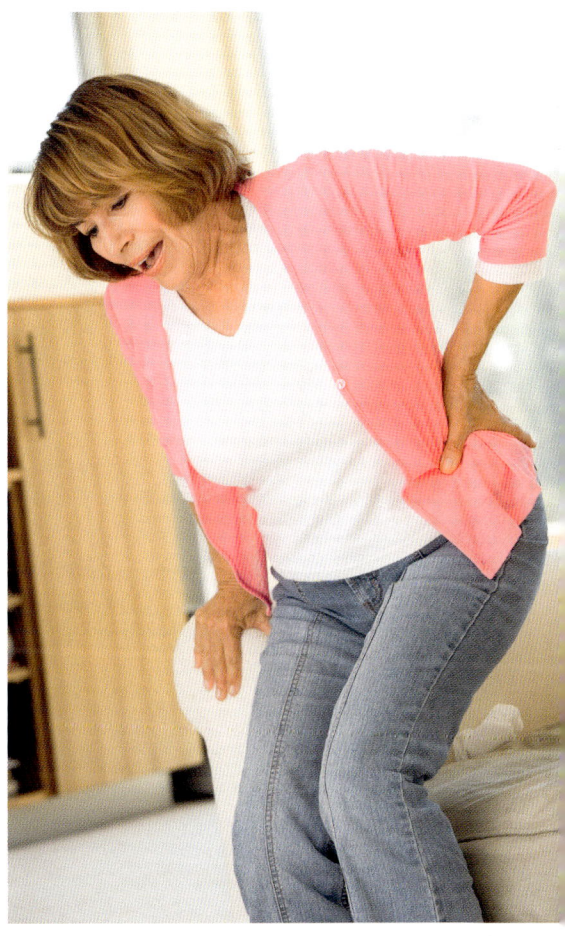

Osteoporose ist eine schleichende Krankheit, die unbemerkt, in einem frühen Stadium oftmals schmerzlos, beginnt. Weil man seine Knochen nicht sehen kann, bemerkt man auch erst nichts, bis man sich das Hüftgelenk bricht, mit der Wirbelsäule oder dem Handgelenk irgendwo anstößt oder hinfällt. Andere Symptome sind:

- Verlust der Körpergröße
- eine gekrümmte Wirbelsäule
- akute und unerklärliche Rückenschmerzen

Osteoporose kann zu einem dramatischen Verlust der Körpergröße, zu einer Krümmung der Wirbelsäule, chronischen Schmerzen und dauerhafter Körperbehinderung führen. Sie kann – im wahrsten Sinne des Wortes – Leben zerstören und tägliche Aktivitäten, die man für selbstverständlich erachtet, unmöglich machen.

Wussten Sie das?

Bis zu ihrem 65. Lebensjahr bricht sich jede vierte weiße oder asiatische Frau das Handgelenk, das Hüftgelenk oder erleidet einen Kompressionsbruch der Wirbelsäule. Bis zum 75. Lebensjahr erleidet die Hälfte aller Frauen einen Bruch.

Risikofaktoren

Folgende Faktoren erhöhen das Risiko, an Osteoporose zu erkranken:

- Eine sehr frühe Menopause – vor dem 45. Lebensjahr – verursacht einen hohen Verlust von Östrogen, da die Eierstöcke es nicht mehr produzieren.
- Eine frühe Menopause – vor dem 50. Lebensjahr – kann den frühen Verlust von Östrogen bewirken. Wenn allerdings die Eierstöcke entfernt wurden, ist der Verlust garantiert.
- Durch Langzeiteinnahme von hochdosierten Kortikosteroiden (gegen Arthritis oder Asthma): Vielleicht muss mit dem Arzt eine Änderung der Dosierung abgeklärt werden, um Knochenschwund zu vermeiden.
- Unregelmäßige oder seltene Perioden: Krankheiten wie Magersucht oder Bulimie können die Ursache dafür sein, aber auch übermäßiges Training, wie es z. B. bei Tänzerinnen vorkommt. Das alles führt, unabhängig vom Alter, zu einem niedrigen Östrogenspiegel ähnlich dem, der bei der Menopause entsteht.
- Verdauungsstörungen, bei denen die Nahrungsaufnahme gestört ist wie z. B. bei der Zöliakie oder Morbus Crohn.
- Rauchen kann Knochen bildende Zellen zerstören und eine frühe Menopause verursachen.
- Geringe Kalziumaufnahme: Der Verzehr von Milchprodukten erhält die Knochendichte.

- Starker Alkoholkonsum kann den Abbau der Knochen hervorrufen.
- Bewegungsmangel: Knochen brauchen Mobilität, um stark zu bleiben. Stubenhocker und Bewegungsmuffel haben daher ein höheres Risiko.
- Fehlender Sonnenschein: Sonnenlicht ist wichtig für den Körper, um Vitamin D produzieren zu können. Das Vitamin ist ein „Knochenhärter".

„1995 bekam ich starke Rückenschmerzen, dachte aber, das läge am Alter. Mit der Zeit wurde ich jedoch immer unbeweglicher und war auf die Hilfe meiner Familie angewiesen. Arztbesuche führten erst zu Schmerztabletten, dann zu noch stärkeren Schmerztabletten. Ich verlor drei wertvolle Lebensjahre, bis man herausfand, dass ich an starkem Knochenschwund litt."

Ute, München

Unterschiede hinsichtlich der Knochenmineraldichte und dem Osteoporose-Risiko können genetischen Unterschieden zugeschrieben werden. Ist die Krankheit Teil der familiären Veranlagung, erhöht sich das Risiko, später selbst daran zu erkranken. In diesem Fall ist eine Messung der Knochendichte sinnvoll.

Mehr Milch trinken!

Ältere Frauen, die bis zu ihrem 25. Lebensjahr regelmäßig Milch getrunken haben, haben eine um 5 % höhere Mineraldichte in den Hüftknochen. Das ergab 1994 eine Querschnittstudie, die an 284 Frauen aus Cambridge, Großbritannien im Alter von 44–74 Jahren vorgenommen wurde.

Diagnose

Die beste Methode, um Osteoporose im Frühstadium zu entdecken, ist die „Dual-Röntgen-Absorptiometrie", auch DXA-Messung genannt. Dabei können mittels Röntgenstrahlen winzige Mengen an Knochenschwund von 1–3 % erkannt werden. Jährliche Kontrollabtastungen ermöglichen es, den Grad des Schwunds einzuschätzen. Diese Methode, bei der die Knochendichte gemessen wird, ist die derzeit genaueste und zuverlässigste Methode, um die Stärke des Knochens festzustellen.

Ein DXA-Gerät tastet normalerweise die Hüfte und die Lendenwirbelsäule ab, andere Messorte sind der Vorderarm und die Ferse. Die Knochendichte wird dann verglichen mit der von jungen, gesunden Erwachsenen.

Eine andere Messmethode ist die Ultraschallmessung. Damit kann die Struktur und Stärke des Knochens beurteilt werden. Messorte sind die Ferse, das Handgelenk oder die Finger. Die Ultraschallmessung der Ferse bestimmt das Bruchrisiko während der Menopause, das durch Osteoporose erhöht sein kann. Mit einer Ultraschallmessung des Handgelenks kann das Bruchrisiko in den frühen postmenopausalen Jahren festgestellt werden.

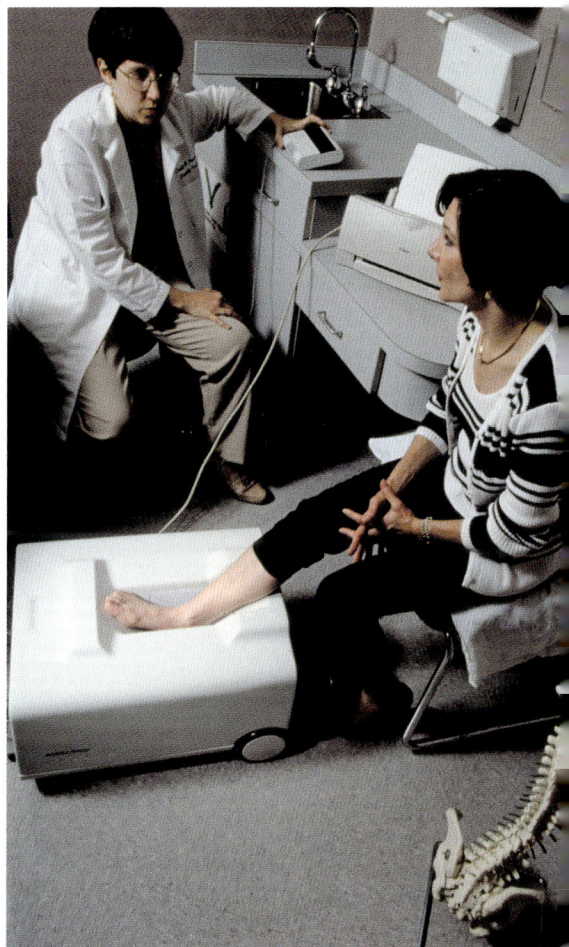

Bestimmung der Knochendichte

Es ist wichtig, das Bruchrisiko festzustellen, dem man aufgrund von Osteoporose ausgesetzt ist. Noch wichtiger für die Messung der Knochendichte sind jedoch der medizinische Sachverstand und die Meinung eines erfahrenen Arztes.

Investieren Sie in Ihre Knochen

Kalzium macht schätzungsweise 67 % des Knochengewichts aus. Knochen sind also ein riesiger Speicher für Kalzium. Wenn die Menge an Kalzium im Blut unter ein bestimmtes Level fällt, nimmt der Körper das benötigte Kalzium von den Knochen. Dieses von den Knochen abgezogene Kalzium wird für andere Körperfunktionen genutzt, die über das Herz, die Muskeln, das Blut oder die Nerven abgewickelt werden.

Es ist also wichtig, dem Körper ausreichend Kalzium zuzuführen. Die nebenstehende Liste zeigt, wie man seinen Kalziumbedarf decken kann. Es ist aber auch wichtig zu wissen, dass bestimmte Substanzen im Essen oder in Getränken den Kalziumspiegel beeinflussen und die Absorption von Kalzium verringern, wenn sie in hohen Dosen genommen werden. Dazu gehören:

* Phytate: vor allem in Ballaststoffen, speziell in roher Kleie vorhanden
* Tannine: vor allem im Tee vorhanden
* Oxalate: vor allem im Spinat vorhanden
* Koffein: vor allem im Kaffee, Tee und Cola vorhanden
* Phosphate ohne Kalzium: vor allem in kohlensäurehaltigen Dosengetränken vorhanden

Wussten Sie das?

Das Skelett eines Kindes wird alle zwei Jahre ersetzt, das eines Erwachsenen alle sieben bis zehn Jahre. Obwohl die Knochen im Alter von 16–18 Jahren vollständig in der Länge ausgewachsen sind, wachsen sie immer noch in der Dichte. Nach dem 35. Lebensjahr überwiegt der Abbau.

Zu den Substanzen, die den Harndrang begünstigen und dadurch einen hohen Kalziumverlust verursachen, gehören:

* Salz: Ein hoher Salzkonsum erhöht den Harndrang und führt zum Verlust von Kalzium.
* Proteine: übermäßige Einnahme (mehr als vier Portionen am Tag) von tierischen Eiweißen
* Koffein: Kaffee, Tee und andere koffeinhaltige Getränke verstärken den Harndrang.

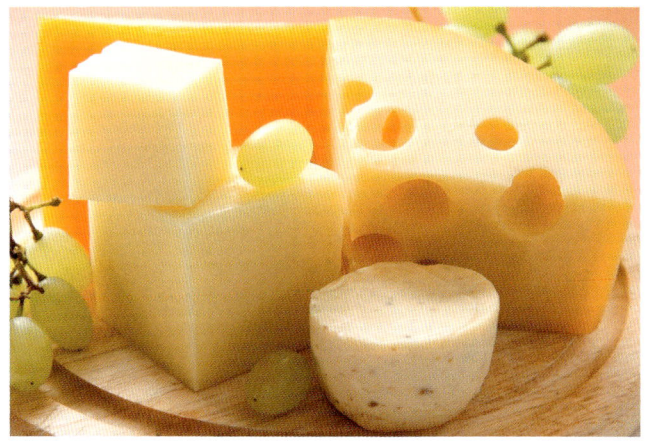

Erhöhen Sie Ihre Kalziumzufuhr!

Täglicher Bedarf:

vor der Menopause: 1000 mg

nach der Menopause: 1500 mg

Kalziumgehalt normaler Lebensmittel in mg pro 100 g:

Milchprodukte

Käse	
Cheddarkäse	800
Hüttenkäse	80
Dänischer	
Blauschimmelkäse	580
Edamer	740
Parmesan	1220
Schmelzkäse	700
Streichkäse	510
Sahne	79
Ei	52
Eigelb	130
Milch, 0,5 l	702
Milch, fettarm, 0,5 l	705
Joghurt, fettarm	180
Eiscreme	134

Gemüse

Gartenbohnen	180
Kidney-Bohnen	140
Brokkoli	100
Weißkohl	53
Kichererbsen	140
Grünkohl	98
Oliven, eingelegt	61
Petersilie	330
Erbsen	31
Spinat	600
Frühlingszwiebeln	140
Brunnenkresse	220
Ofenkartoffeln, groß	24
in Tomatensoße gekochte	
Bohnen, 350 g-Dose	239

Fleisch und Fisch

Fleisch und Fisch enthalten nur geringe Mengen an Kalzium. Bei den ausgebackenen Varianten enthält das Mehl das Kalzium. Bei Sardinen, Sprotten und Breitlingen aus der Dose ist in den Knochen Kalzium.

Steingarnele	150
Krabbe, aus der Dose	120
Lachs, aus der Dose	93
Sardinen, aus der	
Dose	460–550
Sprotten, gebraten	620–710
Breitlinge, gebraten	860
Fischpaste	280
gedünstete	
Jakobsmuscheln	120

Früchte

getrocknete Aprikosen	92
schwarze Johannisbeeren	60
Beeren	95
Feigen	280
Zitrone, ganz	110
Rhabarber	100
eine große Orange	99

Nüsse und Getreide

Mandeln	250
Paranüsse	180
Erdnüsse, geröstet	
und gesalzen	61
Sesam	870

Getränke (Trockengewicht)

Kakaopulver	130
Kaffee, gemahlen	130
Instantkaffee	160
Malzmilch	230
Tee	430

Mehl und gebackene Speisen

Brot, hell oder dunkel	100
Biskuitkuchen	140
Sand- oder	
Früchtekuchen	390
Mehl	210–240
mit Backpulver	
gemischt	350
Sojamehl	210–240
Weizenkleie	110

Kochzutaten

Currypulver	640
Senfkörner	330
Pfeffer	130
Salz	230
Suppenwürfel	180
Trockenhefe	80

Die Knochen brauchen Vitamin D

Vitamin D fördert die Aufnahme von Kalzium in den Körper. Es ist in Äpfeln, Brunnenkresse, Thunfisch, Lachs und Hering enthalten. Die beste Vitamin-D-Quelle aber ist das Sonnenlicht, da es die Produktion von Vitamin D in der Haut erhöht.

Die Knochen brauchen Magnesium

Magnesium ist wichtig für die körperliche Verwertbarkeit von Kalzium und die Knochen brauchen doppelt so viel Magnesium wie Kalzium. Magnesium ist vor allem in dunkelgrünem Blattgemüse, Äpfeln, Getreide, Nüssen, Feigen und Zitronen sowie in Vollkornprodukten wie Naturreis, Weizen und Roggen enthalten.

Die Knochen brauchen Vitamin C, B₆ und K

Vitamin C ist wichtig, denn es beeinflusst die Bildung von Kollagen (Strukturproteinen), und Kollagen macht 90 % der Knochengrundsubstanz aus. Gute Quellen für Vitamin C sind: Zitrusfrüchte (Orangen, Zitronen, Limetten), grüne und blättrige Gemüsearten, Beeren, Kartoffeln, Süßkartoffeln und Yams.

Vitamin B₆ stärkt das Bindegewebe in den Knochen. Es kommt in Vollkornprodukten, Fisch, Nüssen, Bananen und Avocados vor.

Vitamin K ist vor allem für seinen Einfluss auf die Blutgerinnung bekannt und hilft bei der Härtung der Knochen. Die beste Quelle ist grünes Gemüse.

Was kann man noch machen?

Nahrungsergänzungsmittel können helfen, die vom Körper benötigte Menge an Vitaminen und Mineralien zu decken.

Wussten Sie schon?

Gartenarbeit stärkt das Selbstbewusstsein, fördert das Vertrauen und wird sicherlich bald von Ärzten verschrieben werden.

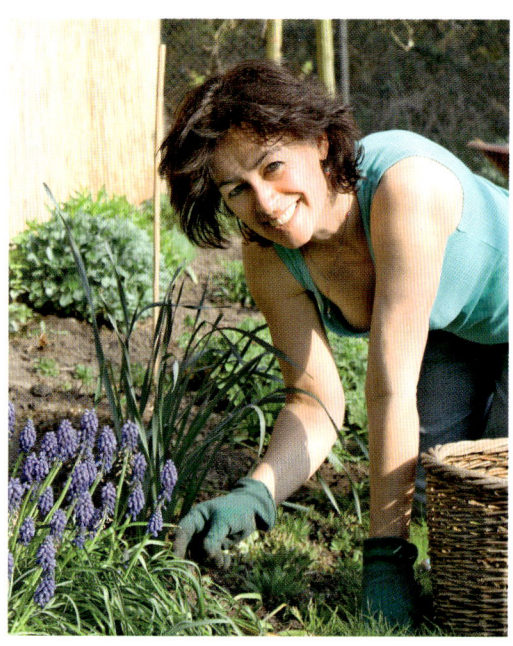

Die Knochen brauchen Bewegung

Die beste Art, um seine Knochen zu stärken, sind sportliche Tätigkeiten, bei denen die Knochen gefordert und belastet werden.

Gute Sportarten dafür sind Walking, Springen, Eislaufen, Joggen, Seilhüpfen, Ballsportarten, Treppenlaufen, den Garten umgraben, Aerobic und Tennis. Man sollte dreimal die Woche ca. 20 Minuten lang trainieren.

Kalziumergänzungsmittel

Der Konsum von Kalziumergänzungsmitteln kann ratsam sein, wenn man den empfohlenen Tagesbedarf nicht durch das normale Essen und Trinken erreichen kann (Kalziumgehalt verschiedener Lebensmittel siehe Tabelle S. 43).

Vitamin D und Kalzitonine

Die zusätzliche Einnahme von Vitamin D ist dann erforderlich, wenn ein Mangel vorliegt. Das kann bei einer Diät der Fall sein oder aber bei fehlendem Sonnenlicht. Alte Menschen über 65, die allein oder in einer Einrichtung leben, können hiervon betroffen sein. Doch sollte man nicht vergessen, dass eine übermäßige Sonnenbestrahlung zu Hautkrebs führen kann.

Einfache Lösungen

2001 testete man bei einem kontrollierten Blindversuch in Melbourne, Australien, wie das Sturzrisiko alter Menschen – die Teilnehmer der Studie waren um die 70 und älter, die Hälfte lebte allein – verringert werden kann.

Die Maßnahmen basierten auf sportlichen Gruppenübungen, der Beseitigung von Gefahrenquellen im Haushalt und der Verbesserung des Sehvermögens. In der Sportgruppe verbesserte sich vor allem der Gleichgewichtssinn. Doch die Kombination aller drei Maßnahmen hatte den stärksten Effekt. Damit könnte die jährliche Unfallrate um schätzungsweise 14 % gesenkt werden.

Kalzitriol (Handelsname Rocaltrol und Kalzijex) steigert die Kalziumaufnahme im Darm und unterstützt den Einbau des Kalziums in den Knochen.

„Meine Mutter ist erst 69, hat aber bereits einen Buckel (Kyphosis), der ihr solche Schmerzen verursacht, dass sie nicht lange sitzen kann. Sie hat 6 cm an Körpergröße verloren, findet keine passende Kleidung und kann nur noch Sportschuhe tragen, die sie daran hindern zu stürzen. Man hat festgestellt, dass sie mit dem Beginn ihrer Menopause 20 Jahre an einer starken Form der Osteoporose gelitten hat. Ich habe also keine große Wahl – ich nehme täglich Kalziumtabletten und lasse die Knochendichte alle zwei Jahre messen."
Anna, Köln

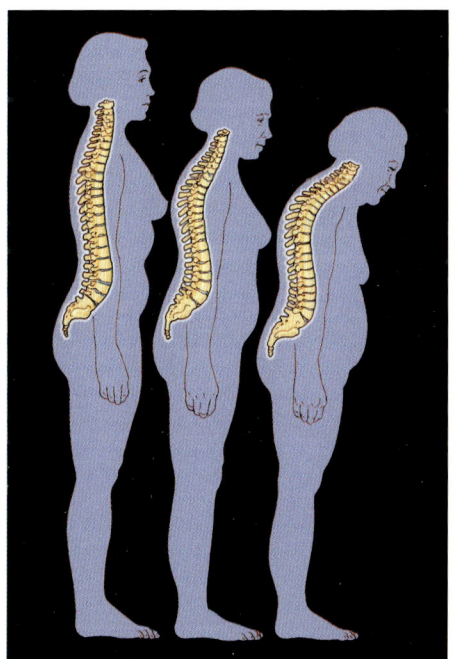

Auf diesem Bild kann man deutlich die Auswirkung von Osteoporose auf die Wirbelsäule sehen.

Wie sich Stürze vermeiden lassen

Die meisten Knochenbrüche, die mit Osteoporose in Verbindung gebracht werden, werden durch Stürze verursacht. Ein Drittel der über 60-Jährigen stürzt einmal pro Jahr. Obwohl nicht alle Stürze lebensgefährlich sind, enden die meisten in Knochenbrüchen, vor allem bei älteren Frauen mit Osteoporose. Die folgende Liste stellt die häufigsten Ursachen für einen Sturz vor und macht Vorschläge, wie sich dieser vermeiden lässt.

Häufige Ursachen für Stürze

Grund	Vermeidung
Schwierigkeiten, das Gleichgewicht zu halten: Gründe dafür sind schwache Muskeln, ein niedriger Blutdruck, Probleme mit dem Ohr und andere Faktoren.	• Sport hält die Muskeln in Form und trägt zu einem verbesserten Gleichgewichtssinn bei.
Schwache Sehkraft: Dadurch können Gefahrensituationen wie z. B. offene Schnürsenkel und Unebenheiten auf dem Gehweg schlecht erkannt werden.	• Man sollte im Haus gute Lichtverhältnisse haben. • Ein jährlicher Test beim Augenarzt ist ratsam. • Grelles Licht kann mit einer hochwertigen Sonnenbrille vermieden werden.
Schuhwerk	• Überprüfen Sie Sitz und Trittsicherheit Ihres Schuhwerks.
Gefahrenquellen zu Hause: Die meisten Stürze passieren in den eigenen vier Wänden.	• Bodenbeläge, also Matten, Teppiche oder Vorleger, sollten flach auf dem Boden liegen und keine gekräuselten Kanten haben. • Achten Sie darauf, dass dort, wo Sie laufen, keine elektrischen Leitungen liegen.
Lichtverhältnisse	• Sie sollten in allen Wohnbereichen helles Licht mit leicht erreichbaren Schaltern haben.
Badezimmer	• Haltegriffe helfen beim Besteigen und Verlassen der Badewanne/Dusche und beim Benutzen der Toilette. • Benutzen Sie rutschfeste Matten, um ein Ausgleiten auf nassem Untergrund zu verhindern.
Gefahrenquellen außerhalb des Hauses	• Seien Sie vorsichtig bei unebenen Gehwegen oder rutschigen Fußböden, z. B. in Einkaufszentren, bei steilen Bordsteinkanten usw. • Halten Sie Ihren Garten frei von Hindernissen wie z. B. heruntergefallenen Ästen oder herumliegenden Gartenschläuchen.

Wer ist betroffen?

Die über 80-Jährigen brechen sich am häufigsten das Hüftgelenk. Das führt zu einer hohen Krankheits- und Sterberate. Es wäre wünschenswert, gefährdete Personen schneller zu ermitteln. Das Risiko kann dann mit geeigneten Maßnahmen um die Hälfte gesenkt werden.

Ignaz Fogelmann, Professor für Nuklearmedizin, Guy's-Krankenhaus, London

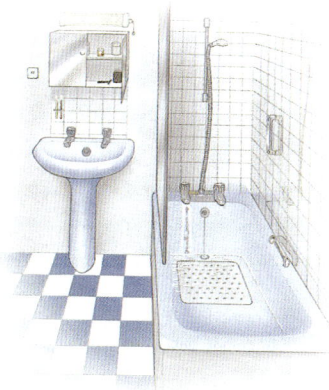

Sicherheit im Badezimmer

Es gibt einfache Vorsichtsmaßnahmen, um Stürze im Badezimmer zu verhindern. Haltegriffe erleichtern das Ein- und Aussteigen in die Badewanne. Sehr nützlich sind auch Anti-Rutsch-Matten.

Zusammenfassung

Eine frühe Menopause, eine verlängerte Amenhorrhoe (Ausbleiben der Menstruation, ohne dass eine Schwangerschaft besteht), die familiäre Veranlagung für Osteoporose oder die Einnahme von Kortikosteroiden – das alles sind Situationen, in denen eine Messung der Knochendichte ratsam ist.

Testen Sie alle Möglichkeiten, die Ihnen helfen, die Knochen gesund zu halten. Sorgen Sie für Ihre Knochen und Ihre Knochen werden für Sie sorgen.

„Aufgrund einer Krebserkrankung wurde mir im Alter von 49 Jahren die Gebärmutter entfernt. Ende 50 brach ich mir mehrere Rippen, weil ich über eine Kiste gestolpert war. Zehn Jahre später brach ich mir erneut einige Rippen. 1995, da war ich 63, fiel ich von einer Leiter und brach mir neben dem Bein auch das Brustbein sowie das Schlüsselbein, der Ellbogen zersplitterte und erneut brachen vier Rippen. Erst da hat man bei mir Osteoporose diagnostiziert. Mein Risiko, mir die Hüfte oder Wirbelsäule zu brechen – das ergab eine Messung der Knochendichte – war sehr hoch. Mein Arzt hat mir sofort Medikamente verschrieben. Diese sollten die Knochenmasse aufbauen, die sich die letzten Jahre noch erhalten hatte. Meine Knochen sind dennoch extrem zerbrechlich und das Leben mit Osteoporose bedeutet für mich:

• Ich muss die ganze Zeit vorsichtig sein.
• Ich darf nicht rennen, vor allem nicht auf nassen und unebenen Gehwegen.
• Ich darf keine Schuhe mit hohen Absätzen tragen.
• Ich muss Alkohol meiden oder ganz darauf verzichten, denn er hat eine negative Wirkung auf die Knochendichte.
• Ich soll nicht mehr den Gemüsegarten umgraben und mich nicht nach Bäumen strecken, um sie zu beschneiden.
• Ich darf beim Frühjahrsputz nur Gegenstände reinigen, die ich vom Fußboden aus erreichen kann.

Vor allem aber kann ich nicht mit meinen Enkelkindern herumtollen, sondern muss dabei zusehen."

Ingrid, Wien

Der Umgang mit der eigenen Brust

Je älter man wird, desto wichtiger ist es, auf die Gesundheit seiner Brüste zu achten. Denn Brustkrebs ist eine Krankheit, von der im Jahre 2000 über eine Million Menschen weltweit betroffen war, ein Drittel davon in Europa. Das Risiko, an Brustkrebs zu erkranken, liegt bei Frauen um die 60 bei über 60 %. Nach dem 75. Lebensjahr ist das Risiko am höchsten.

Selbstuntersuchung

Es ist wichtig zu wissen, wie man seine Brust selbst untersuchen kann.

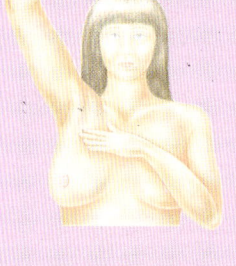

Tasten sie jede Brust auf Lymphknoten ab. Achten Sie auch auf ein möglicherweise verändertes Hautbild, auch im Bereich der Brustwarzen.

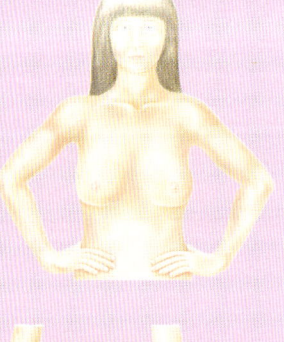

Wiederholen Sie diese Kontrolle in verschiedenen Positionen und verändern Sie dabei auch die Haltung der Arme.

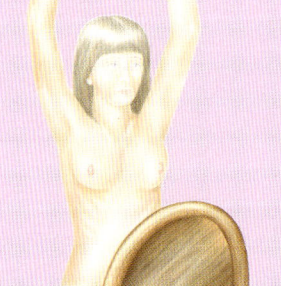

Vor einem Spiegel zu stehen, kann dabei helfen, mit den Brüsten vertrauter zu werden.

Der Weg zu sich selbst

Die Krankheit vorauszusagen, ist bis jetzt nicht möglich. Doch gibt es bestimmte Faktoren, die das Risiko, an Brustkrebs zu erkranken, erhöhen:

* familiäre Veranlagung für die Krankheit
* als Trägerin eines Brustkrebs-Gens
* frühes Einsetzen der Menstruation (mit zehn Jahren oder früher) und ein spätes Einsetzen der Menopause (ab dem 59. Lebensjahr)
* Kinderlosigkeit bzw. Spätgeburten (nach dem 40. Lebensjahr)
* gutartige Brusterkrankungen

Gegen diese Risikofaktoren kann man leider nichts tun, außer dass man sie sich bewusst macht. Außerdem kann man seine Brust selbst regelmäßig abtasten, zu Vorsorgeuntersuchungen gehen und Mammografien machen lassen.

Brustkrebs und Östrogen

Die Antibabypille enthält Östrogen, welches das Wachstum von Krebszellen anregen kann. Theoretisch kann eine erhöhte Östrogenzufuhr Brustkrebs auslösen, praktisch ist die Wahrscheinlichkeit dafür jedoch sehr gering. Neueste weltweite Studien über die Pille haben gezeigt:

* Das Risiko, an Brustkrebs zu erkranken, ist während der Einnahme und bis zu zehn Jahre nach der Einnahme der letzten Pille leicht erhöht.
* Das Risiko einer Erkrankung ist zehn Jahre nach der letzten Pille dasselbe wie das einer Frau, die die Pille niemals genommen hat.
* Eine große Anzahl von Frauen nahm die Antibabypille, während sich die Krankheit entwickelte.

Brustkrebs und Ernährung

Ein Zusammenhang zwischen der Ernährung als Erwachsener und Brustkrebs konnte nicht festgestellt werden. Das schließt jedoch nicht aus, dass zwischen der Ernährung in der Jugend und Brustkrebs eine Verbindung besteht. Ein kleiner, aber dauerhafter Anstieg des Risikos wird mit Alkoholkonsum in Zusammenhang gebracht.

Starke familiäre Veranlagung

Wenn bei der Mutter, Schwester oder Tochter vor dem 40. Lebensjahr Brustkrebs diagnostiziert wurde, ist eine starke familiäre Veranlagung vorhanden. Das ist auch der Fall, wenn zwei bzw. mehrere Verwandte (beide von einer direkten Linie der Familie) erkrankten, einer davon vor dem 50. Lebensjahr, und wenn mehrere Verwandte in direkter Linie Brust-, Eierstock- oder Dickdarmkrebs entwickelten. Das kann bedeuten, dass das Gen für Brustkrebs in der Familie liegt. Es gibt mehrere Gene, von denen man weiß, dass sie das Risiko, an Brustkrebs zu erkranken, steigern. Im Moment gibt es jedoch nur für zwei dieser Gene Testverfahren, für BRCA1 und

Es liegt alles in den Genen

Das BRCA2-Gen wurde zum ersten Mal bei einer Familie auf Island entdeckt. Bei dieser kam Brustkrebs häufig vor. Seit Island 900 v. Chr. von einer kleinen Gruppe Norweger besiedelt wurde, weist das Land eine sehr geringe Zuwanderungszahl auf und hat daher einen sehr einheitlichen Genpool. Man konnte den Stammbaum zweier isländischer Familien, in denen dauerhaft Brustkrebs vorkam, bis zu einem gemeinsamen Vorfahren, der 1711 geboren wurde, rekonstruieren.

für BRCA2. Trägt man eines dieser Gene in sich, liegt das Risiko, bis zum 55. Lebensjahr zu erkranken, bei über 85 %. In anderen Worten: 85 Frauen von 100, die das Brustkrebsgen haben, entwickeln bis zum 55. Lebensjahr Brustkrebs.

Gutartige Erkrankungen der Brust

Auch gutartige Erkrankungen der Brust innerhalb einer Familie erhöhen das Risiko für Brustkrebs leicht. Sie können verschiedene Ursachen haben, doch nicht immer führt die Erkrankung zu Krebs. Eine von zehn Geschwulsten der Brust weist eine „atypische Hyperplasie" auf, d. h., die Zellen sind zwar nicht von Krebs befallen, wachsen aber abnormal. Das steigert das Risiko für Brustkrebs im Durchschnitt um das Vierfache.

Zusammenfassung

Obwohl man auf die Risikofaktoren für Brustkrebs keinen Einfluss hat, kann man versuchen, das Risiko zu vermindern: Man kann weniger Alkohol trinken und dafür täglich mehr frische Früchte und rohe Salate sowie Getreide und Vollkornprodukte essen. Je früher Brustkrebs entdeckt wird, desto effektiver kann er behandelt werden. Deshalb ist es wichtig, die Brüste regelmäßig zu untersuchen und Mammografien machen zu lassen.

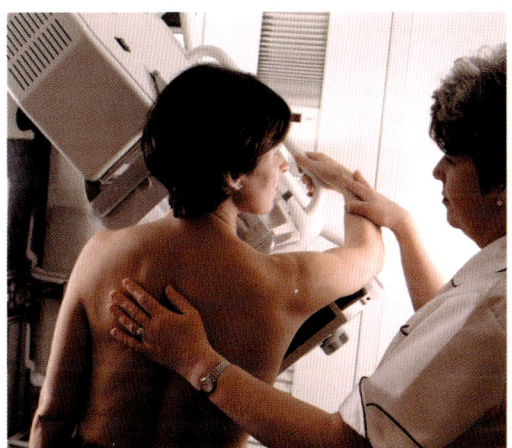

Regelmäßige Mammografien bieten Frauen die Sicherheit, dass mögliche krebsartige Veränderungen früh entdeckt werden können.

Alzheimer

Die Krankheit Alzheimer, auch als frühe Form der Demenz bekannt, wurde nach dem deutschen Arzt Alois Alzheimer benannt (1864–1915). Er veröffentlichte viele Aufsätze über das Gehirn und dessen Krankheiten, beispielsweise den Verlust des Gedächtnisses, Veränderungen im Charakter und Verhalten oder die Abnahme kognitiver Fähigkeiten. Diese medizinischen Bezeichnungen können jedoch niemals den Schmerz und das Leiden widerspiegeln, die man als Angehöriger eines Alzheimerpatienten erfährt. Der degenerative Prozess beginnt im Alter und ist oft nicht umkehrbar.

Risikofaktoren

Bei Bluthochdruck, einem hohen Cholesterinspiegel (s. S. 52) oder wenn ein Eltern- bzw. Großelternteil an der Krankheit litt, liegt ein erhöhtes Risiko vor, an Alzheimer zu erkranken. Der hohe Verlust von Östrogen während der Menopause ist, so eine Theorie, ebenfalls ein Risikofaktor. Symptome wie Gedächtnislücken und gestörte Konzentrationsfähigkeit würden das beweisen. Dass hormonelle Störungen auch Einfluss auf das Gehirn haben könnten, ist nicht abwegig, wenn man bedenkt, dass der Hypothalamus als Basis des Gehirns das Kontrollzentrum für Hormone ist.

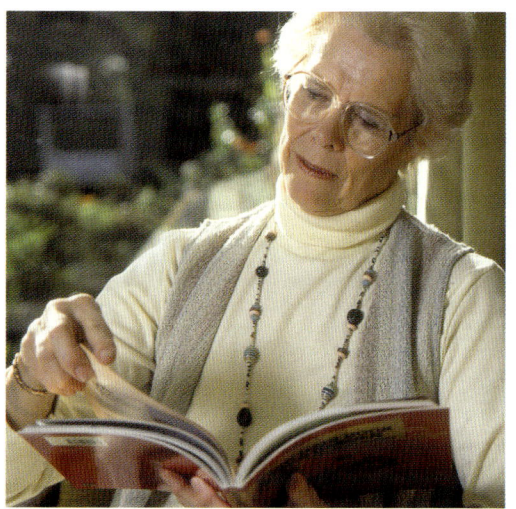

Den Geist aktiv halten – das kann Gedächtnisprobleme verzögern.

Reduzieren des Risikos

Das pflanzliche Ergänzungsmittel Ginkgo Biloba kann die Funktion des Gedächtnisses effektiv verbessern, das ist bewiesen. Die Durchsicht von 33 klinischen Studien, die seit 1976 durchgeführt wurden, hat ergeben, dass das Heilkraut die Gehirnfunktion steigert.

Doch die Einnahme von Ginkgo Biloba sollte mit einem Arzt abgesprochen werden, da es zu Wechselwirkungen mit anderen Medikamenten kommen kann: z. B. bei Heilmitteln mit gerinnungshemmender Wirkung wie Aspirin oder Warfarin, aber auch bei Problemen mit der Blutgerinnung.

Zusammenfassung

Weder Demenz noch Alzheimer sind notwendigerweise Teil des Alterungsprozesses. Deshalb ist es wichtig, über mögliche Vorerkrankungen in der Familie Bescheid zu wissen, besonders dann, wenn man einen hohen Blutdruck oder einen hohen Cholesterinspiegel hat.

„Ich war sehr alarmiert, als meine Mutter ihre Menopause bekam. Sie vergaß, wo die Dinge hingehörten, stellte eine Tasse Milch in den Ofen, brachte Worte durcheinander und konnte sich nicht mehr an die Namen ihrer Enkel erinnern. Ihre Ängstlichkeit nahm zu und ihre Stimmungen waren furchtbar. Doch nachdem sie sechs Monate regelmäßig Ginkgo Biloba genommen hatte, wurde sie zum Glück wieder ganz die Alte."
Rebecca, Trier

Darmkrebs

Im Jahr 2000 wurde weltweit bei ca. einer Million Menschen Darmkrebs diagnostiziert, davon lebte ein Drittel in Europa. Darmkrebs ist, nach Lungenkrebs, die zweithäufigste Krebserkrankung in Deutschland. Neun von zehn Krebsarten des Dickdarms und des Mastdarms entwickeln sich aus unregelmäßigen Zellmutationen der Darmwand. Diese plötzlichen Mutationen, die zufällig passieren, häufen sich mit der Zeit. Die Ursachen dafür liegen in der Ernährung und sind die Folgen des fortschreitenden Alterns.

Risikofaktoren

Ein Risikofaktor sind familiäre Veranlagungen. Verschiedene Merkmale geben einen Hinweis auf die Erblichkeit der Erkrankung. Diese können durch die sogenannten „Amsterdam-Kriterien" festgestellt werden. Das Risiko, an Darmkrebs zu erkranken, ist hoch, wenn ...

* drei Familienmitglieder an Dick- bzw. Mastdarmkrebs erkrankten.
* die Krankheit in mindestens zwei aufeinanderfolgenden Generationen vorkam.
* zwei an Darmkrebs erkrankte Familienmitglieder erstgradig (Eltern, Brüder, Schwestern oder Kinder) verwandt sind mit einem anderen erkrankten Familienmitglied.
* bei mindestens einem Familienmitglied vor dem 50. Lebensjahr Darmkrebs diagnostiziert wurde.

In den letzten 20 Jahren starben weniger Frauen an der Krankheit als Männer. Man nimmt an, dass postmenopausale Hormone das Risiko für Darmkrebs verringern.

Zusammenfassung

Finden Sie heraus, ob Sie das Risiko für diese Krebsart in sich tragen. Überprüfen Sie die früheren Erkrankungen und Veranlagungen Ihrer Familie. Eine Veränderung und Verbesserung der Essgewohnheiten verringert das Risiko.

Wo entwickelt sich Darmkrebs?

Darmkrebs befällt für gewöhnlich das letzte Stück des Dickdarms und den Mastdarm.

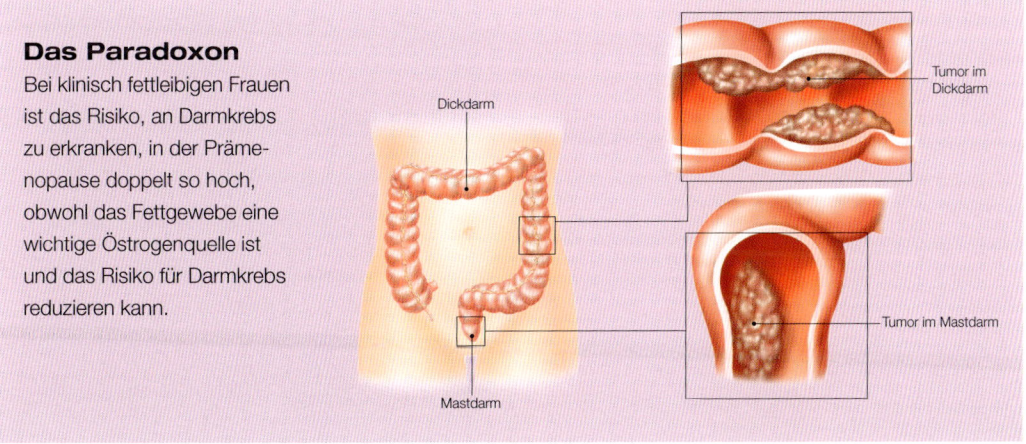

Das Paradoxon

Bei klinisch fettleibigen Frauen ist das Risiko, an Darmkrebs zu erkranken, in der Prämenopause doppelt so hoch, obwohl das Fettgewebe eine wichtige Östrogenquelle ist und das Risiko für Darmkrebs reduzieren kann.

Dickdarm

Mastdarm

Tumor im Dickdarm

Tumor im Mastdarm

Herzerkrankungen

Dreht man die Innenseite der Hand nach oben, kann man unter der feinen Haut des Handgelenks bläuliche Venen erkennen. Diese sind Teil eines komplizierten Gefäßsystems, das Blut durch den Körper leitet. Ein gesunder Blutkreislauf fließt frei. Es kann jedoch auch zu Verstopfungen kommen, z. B. durch ein Blutgerinnsel, oder die Venen sind verkalkt wie das Innere eines Wasserkochers. Dann ist das Risiko für einen Schlaganfall oder Herzinfarkt hoch.

Beide Störungen zählen zu den Herz-Kreislauf-Erkrankungen (HKE). Damit werden im Allgemeinen alle Krankheiten des Herzens sowie der Blutgefäße bezeichnet. Die häufigsten sind die koronare Herzkrankheit (KHK) und der Schlaganfall. Doch auch angeborene Herzfehler, Herzklappenfehler und eine Vielzahl anderer Herz- und Blutgefäßerkrankungen fallen darunter. Die Ursache sowohl für die KHK als auch für den Schlaganfall ist eine verstopfte Arterie.

Die koronare Herzkrankheit kann als Angina oder als Herzinfarkt, auch bekannt als Myokardinfarkt, in Erscheinung treten:

- Bei einer Angina kommt es zu einer Verengung der Blutgefäße am Herzmuskel. Das wird als Schmerz in der Brust wahrgenommen, vor allem bei sportlicher Betätigung oder starken Emotionen. Diese Schmerzen in der Brust können schwach oder stark sein und dauern meist weniger als zehn Minuten.
- Ein Herzinfarkt verursacht ähnliche Schmerzen, diese dauern jedoch länger und können tödlich verlaufen. Er tritt ein, wenn Blutgefäße durch Blutgerinnsel gänzlich blockiert werden.

Weltweit sterben Frauen häufiger an Herz-Kreislauf-Erkrankungen als an Osteoporose und Krebs zusammen. Sie treten jedoch selten vor dem 60. Lebensjahr auf.

Bluthochdruck

Als Blutdruck bezeichnet man den Druck des Blutes in den Arterien, jenen Blutgefäßen, die das Blut vom Herzen weg zum Rest des Körpers transportieren. Wenn die Wände der großen Arterien ihre Spannkraft verlieren, unbeweglicher werden und die kleineren Gefäße sich verengen, kann Bluthochdruck die Folge sein. Menschen, die an Bluthochdruck leiden, haben ein höheres Risiko, einen Schlaganfall oder Herzinfarkt zu erleiden.

Periphere arterielle Verschlusskrankheit

Diese Krankheit tritt dann ein, wenn sich die Arterien, die das Blut zu den Beinen transportieren, verengen oder komplett blockiert sind. Andere Arterien, die Blut zum Herzen oder Nacken transportieren, können ebenfalls betroffen sein.

Diabetes und Herzerkrankungen

Diese chronischen Krankheiten kommen weltweit am häufigsten vor. Mehr als zehn Millionen Menschen leiden in Europa an Diabetes.

Cholesterin

Cholesterin gehört zu der Gruppe der Nahrungsfette. Es wird sowohl mit der Nahrung aufgenommen, als auch im Körper gebildet, vor allem in der Leber. Es kann sich an den Wänden der Schlagadern ablagern. Diesen Prozess nennt man Arteriosklerose. Dadurch verengen sich die Blutgefäße und verhärten sich, was wiederum zu Herzerkrankungen führen kann.

Risikofaktoren

Folgende Faktoren begünstigen Herz-Kreislauf-Erkrankungen:

- Bluthochdruck – der größte Risikofaktor für einen Schlaganfall
- familiäre Veranlagung für Herzkrankheiten
- Fettleibigkeit – ab einem Body Mass Index (BMI) von 30 oder höher gegeben. Ein BMI von 26 oder höher bedeutet Übergewicht. Die Formel zur Messung des BMI finden Sie auf S. 55).
- häufiges Sitzen ohne Unterbrechung
- Rauchen – fördert die Verstopfung der Arterien
- psychosoziale Faktoren – Stress, Depression und soziale Isolation werden als wachsende Risikofaktoren gesehen.
- Diabetes
- hoher Cholesterinspiegel

Einige Risikofaktoren treten gemeinsam auf und stellen ein höheres Risiko dar als ein einzelner Faktor. Frauen, die einen hohen Blutdruck haben, sollten sich daher auf Diabetes testen lassen.

Das Herz aller Dinge

Risiken ändern sich, je älter man wird. Frauen erkranken im Durchschnitt zehn Jahre später an Herzleiden als Männer. Die Zahl der Erkrankungen bei Männern und Frauen gleichen sich jedoch mit zunehmendem Alter an. Doch führt man diese Tatsache weniger auf einen Anstieg der Erkrankungen bei postmenopausalen Frauen zurück. Vielmehr scheint die Rate für Herzleiden bei Männern mittleren Alters zurückgehen.

Blockierte Arterien

Koronare Herzerkrankungen (KHK) beginnen mit einer Verengung der Herzkranzgefäße. Diese entsteht durch Ablagerungen von Blutfetten (Atheromen) an den Gefäßinnenwänden.

Bluthochdruck oder eine hoher Cholesterinspiegel im mittleren Alter, vor allem aber eine Kombination aus beiden, erhöhen das Risiko, im Alter an Alzheimer zu erkranken. Denn sie regen Arteriosklerose (Arterienverkalkung) an und beeinträchtigen den Blutstrom zum Gehirn.

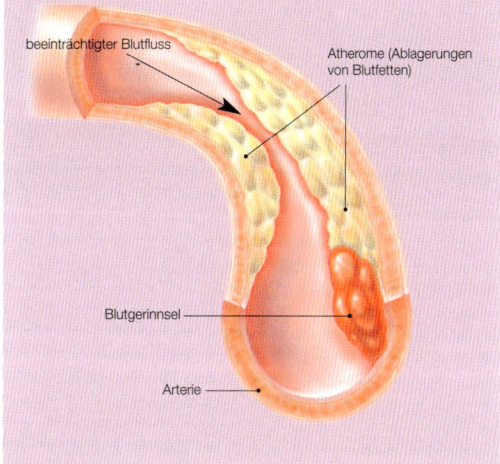

beeinträchtigter Blutfluss

Atherome (Ablagerungen von Blutfetten)

Blutgerinnsel

Arterie

Wussten Sie das?

Jedes Jahr sterben mehr als eine halbe Million Menschen in der EU an den Folgen des Tabakkonsums, im Durchschnitt mit einem Verlust der Lebenserwartung von 21 Jahren.

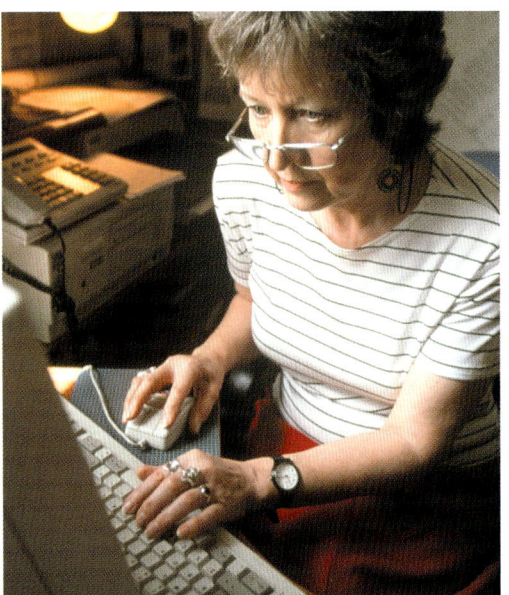

Wie bereits in Kapitel 1 diskutiert, verlieren Frauen während ihrer Menopause tatsächlich ca. 40 % Östrogen. Das Hormon wird jedoch noch bis zu 20 Jahre nach der Menopause weiterproduziert, wenn auch in unterschiedlich großen Mengen.

Man stellte fest, dass Herz-Kreislauf-Erkrankungen bei Frauen vor allem nach der Menopause schneller fortschreiten. Dies führte zu der Annahme, die Hormonersatztherapie könne dem entgegenwirken. Denn damit gelang es, den Östrogenspiegel aufrechtzuerhalten. Und tatsächlich zeigten 30 Fall-Kontroll-Studien, die seit 1970 stattfanden, dass die Rate für Herzerkrankungen zurückging, wenn die Frauen Östrogen einnahmen.

Ein anderes Ergebnis zeigen 22 Studien, in denen die Wirkung von Hormonersatztherapien und Placebos verglichen wurde. Die Studien fanden vor 1997 statt und die Teilnehmer waren überwiegend gesunde Frauen, die sich in der Postmenopause befanden. Eine Meta-Analyse dieser Studien ergab, dass die Hormonersatztherapie keinen übergreifenden Schutz vor Herz-Kreislauf-Erkrankungen bot.

Wenig Bewegung und häufiges Sitzen begünstigen das Risiko für Herzerkrankungen. Wenn die Arbeit schon viel Sitzen erfordert, sollte man darauf achten, nicht auch noch die Freizeit sitzend zu verbringen.

Herzerkrankungen wurden medizinisch vor allem an Männern erforscht. Frauen hingegen sind in dieser Forschung unterrepräsentiert und man weiß vergleichsweise wenig über die weiblichen Formen dieser Erkrankungen. Lange war man der Ansicht, dass Frauen vor Herzerkrankungen geschützt sind, solange ihr Körper Östrogen produziert. Denn Östrogen hat einen positiven Effekt auf den Cholesterin-Stoffwechsel im Blut. Diesen natürlichen Schutz, so die Ansicht, müssten Frauen nach der Menopause verlieren, da ja kein Östrogen mehr produziert wird.

Herz-Kreislauf-Erkrankungen können zu einem großen Teil vermieden werden

Das zeigte ein umfangreiches Gesundheitsprogramm für das Herz, das im Norden Finnlands, in Karelien, durchgeführt wurde. Damit sank die Sterblichkeitsrate bei HKE in einem Zeitraum von 20 Jahren um 70 %.

Zu viele gebrochene Herzen

Mehr als die Hälfte aller Todesfälle in Europa, die vor dem 75. Lebensjahr eintreten, sind auf Herz-Kreislauf-Erkrankungen zurückzuführen. Das sind insgesamt vier Millionen Menschen, die jedes Jahr sterben. Die Griechen sind die stärksten Raucher und haben das größte Problem mit HKE. Die Portugiesen machen am wenigsten Sport und sind das Land in der Europäischen Union, das die höchste Sterblichkeitsrate bei Schlaganfällen hat. Die Iren hingegen sterben am ehesten an koronaren Herzkrankheiten (KHK).

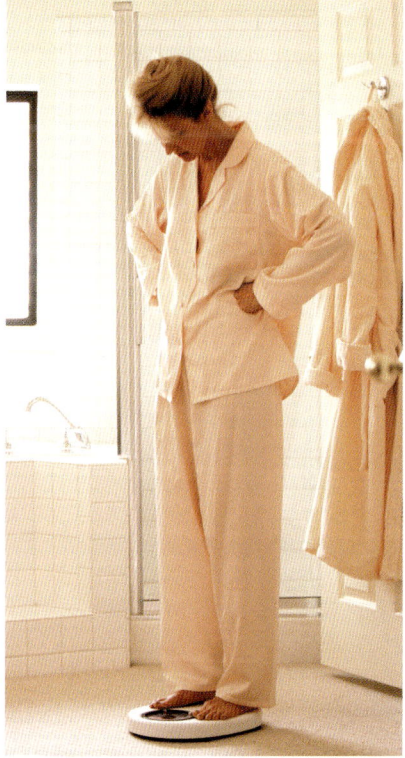

Während der Menopause sollten Sie auf Ihr Gewicht achten, da Übergewicht das Herz belasten kann.

Body Mass Index (BMI)

Die Menge an Körperfett, die man in sich trägt, kann wesentlicher sein, als das Gewicht allein. Der Body Mass Index beschreibt das Verhältnis zwischen der Größe und dem Gewicht einer Person. Der beste Weg, um dieses Verhältnis herauszufinden, ist die BMI-Formel: Dabei wird das Körpergewicht in Kilogramm geteilt durch die Körpergröße in Metern zum Quadrat.

BMI = Körpergewicht : (Körpergröße in m)^2

Der BMI sollte bei einem Wert zwischen 18 und 25 liegen. Liegt der Body Mass Index unter 18 oder über 25, gefährdet man womöglich seine Gesundheit.

BMI-Formel:

1. Körpergewicht (in Kilogramm) = X.
2. Multiplizieren Sie Ihre Körpergröße (in Metern) mit sich selbst. Das Ergebnis ist Y.
3. Teilen Sie X durch Y.

Beispiel:
Nehmen wir an, Sie sind 1,75 m groß und wiegen 75 kg.

So errechnet sich Ihr BMI:
BMI = 75 kg : (1,75 m x 1,75 m) = 24,5

Bewertung des BMI:

BMI	Bewertung
unter 18,5	Untergewicht
18,5–24,9	Normalgewicht
25,0–29,9	Leichtes bis mittleres Übergewicht (Präadipositas)
30,0 und darüber	Starkes Übergewicht (Adipositas)

Blutgerinnsel

Wenn die Arterien durch Fettablagerungen blockiert sind, kann das Blut nicht mehr frei fließen. Die Wahrscheinlichkeit, dass sich Blutgerinnsel bilden, steigt. Passiert das in den Herzkranzarterien, kann Blut nicht mehr ungehindert zum Herzen gelangen. Die Folge ist ein Herzinfarkt. Entsteht im Gehirn ein Blutgerinnsel, kommt es zu einem Schlaganfall.

Risikofaktoren für Blutgerinnsel sind:
- eine eigene körperliche oder familiäre Veranlagung für Venenthrombosen (Blutgerinnsel)
- frische Operationen oder Traumata
- Fettleibigkeit
- starke Krampfadern
- andauernde körperliche Unbeweglichkeit

Obwohl man auf einige dieser Risikofaktoren keinen Einfluss hat, gibt es Möglichkeiten, das Risiko für Blutgerinnsel zu verringern. Es ist wichtig, nach einer Operation wieder möglichst schnell aktiv zu werden, Übergewicht zu reduzieren und bei Krampfadern medizinischen Rat einzuholen.

Reduzieren des Risikos

Wer bestimmte Ratschläge zur Ernährung und zum Lebenswandel befolgt, kann das Risiko für Herz-Kreislauf-Erkrankungen reduzieren:

- Integrieren Sie mehr Fisch, Nüsse, Samen und Öle in Ihre Mahlzeiten. Die essenziellen Fettsäuren, die in diesen Nahrungsmitteln enthalten sind, beugen Herzerkrankungen vor. Essen Sie dreimal wöchentlich Fisch. Fischöl senkt den Cholesterinspiegel, verdünnt das Blut und verhindert, dass sich die Arterien verengen.
- Versuchen Sie, bei einem angemessenen Körpergewicht zu bleiben, das im Verhältnis zu Ihrer Größe und Ihrem Körperbau steht.
- Hören Sie mit dem Rauchen auf und vermeiden Sie Passivrauchen.

Vitamin E

1996 wurde an der Universität Cambridge und dem Papsworth Hospital in England ein Versuch mit Vitamin E durchgeführt. Es zeigte sich, dass Vitamin E das Risiko für einen Herzinfarkt um 75 % vermindert.

An der Doppelblindstudie, die 18 Monate dauerte, nahmen 2000 Patienten mit koronarer Arteriosklerose teil (s. Kasten S. 53). Die Zahl der Herzinfarkte bei den Vitamin-E-Probanden betrug nur ein Viertel der Zahl, die bei den Placebo-Probanden gezählt wurde.

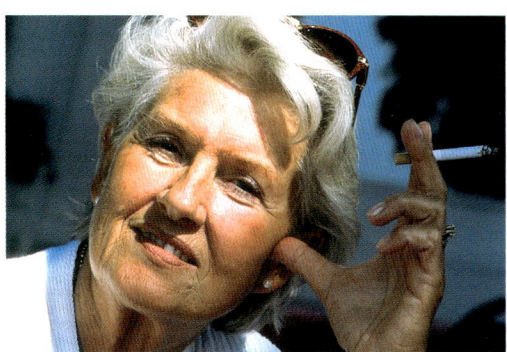

Wer raucht, hat ein höheres Risiko für Herzerkrankungen.

- Essen Sie mehr Soja. Das Eiweiß in Sojabohnen enthält essenzielle Aminosäuren.
- Essen Sie mehr frisches Gemüse, Früchte und Trockenfrüchte. Die Fasern in Kartoffeln, Äpfeln und Hafer binden das Cholesterin und transportieren es ab.
- Nehmen Sie Vitamin E als Nahrungsergänzungsmittel.
- Wenn Sie nicht regelmäßig Sport ausüben können, lassen Sie sich Physiotherapien, Massagen und Wasseranwendungen geben.

Ischämische Herzerkrankungen

„Ischämia" bedeutet Mangeldurchblutung und ergibt sich aus einer allmählichen Verengung der Herzkranzarterien. Diese transportieren Blut und Sauerstoff zu den Herzmuskeln.

Wussten Sie das?

Eine „mediterrane Ernährung", die Alpha-Linol-säuren enthält (vor allem in Samen und Nüssen gespeichert), reduziert bei Patienten mit Herzerkrankungen das Risiko immer wiederkehrender Herzprobleme.

Zusammenfassung

Machen Sie sich die Risikofaktoren für Herzerkrankungen bewusst. Halten Sie Herz und Blutgefäße gesund, indem Sie …

* zwei oder mehrere Risikofaktoren ausschalten.
* Ihren Lebenswandel verbessern und sich bessere Essgewohnheiten angewöhnen.
* regelmäßig Sport machen.

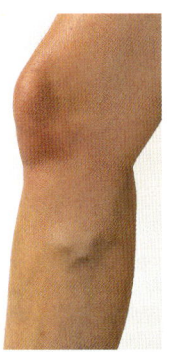

Starke Krampfadern erhöhen die Anfälligkeit für Blutgerinnsel.

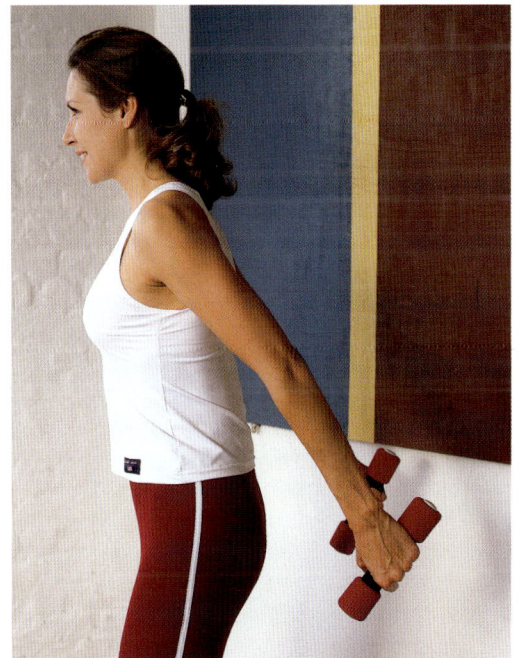

Regelmäßige Bewegung kann das Risiko einer Herz-Kreislauf-Erkrankung reduzieren.

Rohkost für ein gesundes Herz

Zwischen 1973 und 1979 wurden für eine Studie 11 000 Engländer angeworben, die entweder Kunden in Reformhäusern waren oder Interesse an gesundem Essen hatten.

Da man der Meinung war, dass Sterblichkeit auch mit gesunder Ernährung zusammenhing, wollte man die Verbindung zwischen beiden untersuchen. Hauptbestandteile der Ernährung waren neben vegetarischen Speisen sechs Lebensmittel: Vollkornbrot, Getreide, Nüsse und Trockenfrüchte, frische Früchte und rohe Salate.

Die wesentliche Erkenntnis der Studie, die noch 17 Jahre lang, bis ins Jahr 1995, weiterverfolgt wurde, war: Der Konsum von rohem Salat reduziert die Sterberate bei ischämischen Herzerkrankungen um 26 % (s. Kasten links oben), beim Verzehr frischer Früchte sank die Rate um 24 %.

Der spezielle Fall Diabetes

Diabetes ist eine der zwei chronischen Krankheiten, die weltweit am häufigsten vorkommen. Mehr als zehn Millionen Menschen haben diese Krankheit. Frauen mit Diabetes erkranken leichter an ischämischen Herzerkrankungen (s. Kasten S. 57).

Bei der Zuckerkrankheit Diabetes Mellitus ist die Menge an Glukose (Traubenzucker) im Blut zu hoch, da es vom Körper des Kranken nicht angemessen genutzt werden kann.

Glukose wird aus der Verdauung stärkehaltiger Nahrung gewonnen. Dazu gehören Brot, Reis, Kartoffeln, Yams und Kochbananen, aber auch Zucker und andere Süßigkeiten. Aber der Körper produziert auch selbst Glukose in der Leber.

Die zwei Formen der Diabetes

* Die Typ1-Diabetes erfordert die Behandlung mit Insulin. Sie tritt für gewöhnlich vor dem 40. Lebensjahr auf.
* Die Typ2-Diabetes muss nicht mit Insulin behandelt werden. Sie tritt bei Frauen für gewöhnlich eher nach als vor der Menopause auf.

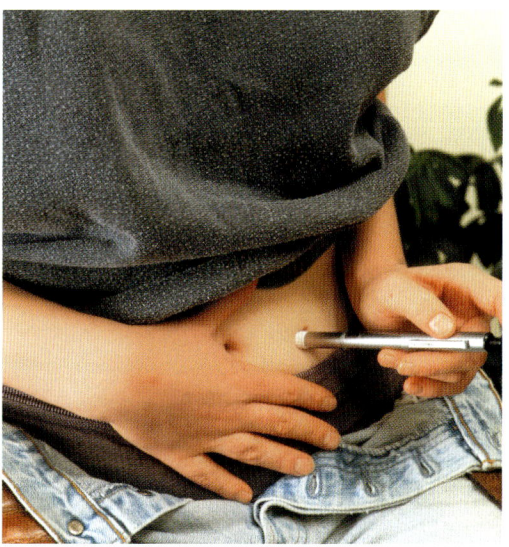

Typ1-Diabetikerinnen müssen sich im Gegensatz zu Typ2-Diabetikerinnen Insulin spritzen.

Die Diabetes vom Typ1 entwickelt sich dann, wenn der Körper kein Insulin, ein Hormon, das normalerweise von der Bauchspeicheldrüse bereitgestellt wird, mehr herstellen kann. Sie wird mit Insulin behandelt. Wesentlich bei dieser Krankheit ist die Nahrungsumstellung.

Bei Diabetes vom Typ2 (Beginn in der Mitte des Lebens oder noch später) produziert der Körper zwar immer noch Insulin, aber eben nicht genug. Auch kann es passieren, dass das bereitgestellte Insulin nicht angemessen eingesetzt werden kann. Abhilfe schafft eine Diät kombiniert mit Sport. In ernsteren Fällen werden zusätzlich Tabletten oder Insulin verschrieben.

Diabetes und Osteoporose

Frauen, die an Diabetes vom Typ1 leiden, haben eine geringere Knochendichte. Das wird nach einigen Jahren der Insulinbehandlung offensichtlich. Obwohl Insulin für das Wachstum der Knochenzellen und den mineralischen Stoffwechsel wichtig ist, gibt es noch keine medizinische Erklärung dafür, warum sich bei Diabetes dennoch die Knochendichte vermindert.

Diabetikerinnen vom Typ2 haben zwar einen erhöhten Knochenumsatz, aber eine normale Knochendichte.

Für Diabetikerinnen im Alter von 50 bis 60 ist das Risiko, an Herz-Kreislauf-Erkrankungen zu sterben, fünfmal höher als bei gesunden Frauen. Frauen mit Typ2-Diabetes, welche die Wechseljahre bereits hinter sich haben, erkranken und sterben am häufigsten an der koronaren Herzkrankheit. Die Framingham-Studie (ein amerikanisches Gesundheitsforschungsprojekt, das 1948 begann) zeigte, dass die Rate für den plötzlichen Herztod bei Diabetikerinnen (im Vergleich zu Diabetikern) um das sechsfache erhöht war.

Wenn man eine Typ2-Diabetes hat, können andere Familienmitglieder ebenfalls zur Risikogruppe gehören, vor allem wenn ...

- sie übergewichtig sind.
- sie zwischen 40 und 75 Jahren alt sind.
- sie asiatische oder afro-karibische Wurzeln haben.
- sie an einer Schwangerschaftsdiabetes litten.

Ein Gewichtsproblem

Bei einer Medizinkonferenz in England wurden Forschungsergebnisse einer Studie präsentiert, an der über 44 000 Menschen teilnahmen, die an der Diabetes vom Typ2 leiden. Demnach haben Diabetiker ein hohes Risiko für ernsthafte Beschwerden und einen frühen Tod, was durch Fettleibigkeit noch verstärkt wird.

80 % der Typ2-Diabetiker sind übergewichtig, was die Lebenserwartung um acht Jahre verkürzen kann. Wer abnimmt ...

- hat einen kontrollierten Glukosespiegel, denn die Insulinresistenz des Körpers wird reduziert.
- senkt Blutfette wie das Cholesterin.
- senkt den Blutdruck.
- reduziert sein Risiko für Herzkrankheiten und Schlaganfälle.

Die Essgewohnheiten verändern

Es gibt viele Wege, um seine Essgewohnheiten schnell und effektiv zu ändern:

- Schauen Sie auf Ihren Teller: Essen Sie weniger oder nehmen Sie kleinere Portionen.
- Reduzieren Sie Fette. Grillen, backen oder erhitzen Sie das Essen in der Mikrowelle ohne Fette und Öle. Steigen Sie um auf Nahrungsmittel mit einem geringen Fettgehalt wie fettarme Milch, Joghurt oder Käse. Greifen Sie zu einfach gesättigten Ölen (Olivenöl, Rapsöl und Nussöl) oder mehrfach gesättigten Ölen (Sonnenblumenöl oder Soja).
- Essen Sie fünfmal täglich Früchte und Gemüse. Füllen Sie Ihren Teller mit viel Salat.
- Integrieren Sie stärkehaltige Nahrung wie Kartoffeln, Reis oder Nudeln in Ihr Essen. Vollkornprodukte machen schneller satt als Produkte aus Weißmehl.
- Essen Sie regelmäßig. Das hilft, Appetit und Blutzuckerspiegel zu kontrollieren.
- Essen Sie zwischen den Mahlzeiten mehr Früchte als Schokolade oder Kekse.
- Vermeiden Sie Alkohol. Er hat viele Kalorien und regt den Appetit an.

Gesundheit aus dem Regal

Ein erhöhter Glukosespiegel verringert die Aufnahme von Nährstoffen und fördert sogar noch ihre Ausscheidung. Diabetiker haben oftmals einen Mangel an Magnesium, Zink und Chrom. In einer aktuellen Studie haben 27 Menschen mit Typ2-Diabetes, die durch Diät und Tabletten kontrolliert wurde, ihre Nahrung vor allem mit Nährstoffen ergänzt. Sie berichteten anschließend, dass sie mehr Freude am Leben und weniger Angst hätten.

Wie man richtig mit Stress umgeht

Es wird vermutet, dass psychosoziale Faktoren wie stressige Lebensumstände, Depressionen und soziale Isolation das Risiko für Herz-Kreislauf-Erkrankungen (s. S. 52–57) erhöhen.

Stress begegnet uns täglich, er gehört zum Leben dazu. Es kann vorkommen, dass Babys schon vor der Geburt Anzeichen von Stress zeigen. Stress beschleunigt Veränderungen und sorgt für Auftrieb und Motivation. Doch Stress kann die Gesundheit auch gefährden. Daher ist es wichtig, mit Stress richtig umzugehen:

* Emotionaler Stress erhöht die Anfälligkeit für Krankheiten und kann zu einem hormonellen Ungleichgewicht führen.
* Chronischer Stress unterdrückt das Immunsystem. Die Folge ist eine höhere Anfälligkeit für Krankheiten.

Wie schön wäre es, wenn die Wechseljahre ein ruhigeres Tempo und Zufriedenheit mit sich brächten. Doch das ist nicht oft der Fall. Die meisten Frauen fühlen sich kraftlos angesichts der Ansprüche, Bedürfnisse und Erwartungen, die an sie gestellt werden.

Als Beraterin habe ich 20 Jahre lang mit Frauen gesprochen, die in den Wechseljahren waren. Die 52-jährige Maria beschrieb ihr Leben als eine „Achterbahn der Gefühle" und viele Frauen empfinden ähnlich, wenn sie „den Wald vor lauter Bäumen nicht sehen". Einige Frauen, die über ihr Leben keinen Überblick mehr hatten und denen die Ruhe fehlte, klagten auch immer wieder über Schlafstörungen. Das Chaos des täglichen Lebens stört dann körperliche, geistige und seelische Abläufe.

Doch dieser äußeren und inneren Unruhe kann man begegnen. Als Erstes ist es wichtig, sich jeden Tag eine halbe Stunde Zeit für sich zu nehmen, um herauszufinden:

* Wer bin ich jetzt?
* Was sind meine Möglichkeiten?
* Wie kann ich Stress verhindern und/oder ihn besser bewältigen?

„Ich war 48 und stand am Scheideweg meines Lebens: Halbtags hatte ich als Immobilienmaklerin gearbeitet, um meinen Töchtern das Studium finanzieren zu können. Dann wollte ich etwas ganz anderes: 20 Jahre lang habe ich Yoga gemacht, nun wollte ich auf den Bahamas selbst Kurse geben. Es war nicht leicht, aber ich habe es geschafft. Jetzt unterrichte ich pro Woche drei Klassen, unter anderem im Golfclub. Außerdem gebe ich Privatstunden. Mein großer Traum wäre ein Biorestaurant und darüber ein Yogacenter, in dem man auch ganzheitliche Therapien anbieten könnte. Ich habe viel Spaß an meinem Job und an Yoga. Diese Freude möchte ich weitergeben."
Angelika, Frankfurt

Vom Chaos zum Überblick
Der 1. Schritt

Sie brauchen ein großes Blatt Papier und einen Stift. Unterteilen Sie das Blatt in vier Rechtecke und schreiben Sie in jedes eine der folgenden Fragen:

* Wer bin ich jetzt?
* Wer will ich sein?
* Wie kann ich der sein, der ich gerne sein möchte?
* Was hält mich davon ab?

Schreiben Sie alle Antworten, die Ihnen dazu einfallen, in die vorgesehenen Kästchen. Das Ganze sollte nicht mehr als fünf oder sechs Minuten dauern.

Leicht lässt man sich von den äußeren Umständen ablenken und vergisst dabei seine eigenen Ziele und das Vertrauen in das eigene Geschick. Mit dieser Übung konzentrieren Sie sich auf das Hier und Jetzt und, anders als in stressigen Situationen, auf Ihre Mitte.

Versteckte Wünsche und Hoffnungen gelangen nun an die Oberfläche, aber auch Unglück und Unzufriedenheit kommen zum Vorschein. Mag sein, dass Sie nicht sofort einen Überblick über Ihre jetzige Situation erlangen werden, aber vielleicht hat diese Übung weitere Gedanken freigesetzt und Sie schreiben diese auf einem neuen Blatt Papier nieder. Und langsam wird das bisherige Leben als Achterbahn etwas klarer und Sie bekommen wieder einen Überblick.

Der 2. Schritt

Möglicherweise hat der erste Schritt sehr viele Emotionen in Ihnen aufgewühlt. Der zweite Schritt sollte also erst unternommen werden, wenn Sie sich bereit dafür fühlen.

Lesen Sie alles, was Sie aufgeschrieben haben, durch und unterstreichen Sie die Punkte, die für Sie mit dem meisten Stress verbunden sind. Fassen Sie diese unter den folgenden Überschriften zusammen:

* Meine persönlichen Beziehungen
* Meine Arbeit

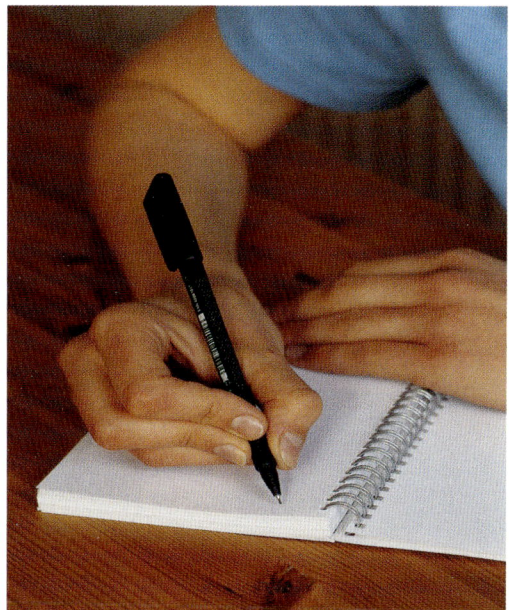

Nehmen Sie sich die Zeit, um über die Stressfaktoren in Ihrem Leben nachzudenken.

Wählen Sie dann eine Gruppe aus und ...

* machen Sie sich Gedanken, welche Alternativen sich zu dem momentanen Zustand bieten.
* schreiben Sie auf, was Sie verändern möchten, auch wenn Einiges davon als weit hergeholt erscheint.
* überlegen Sie sich, wie Sie das, was sie verändern wollen, umsetzen können.

Wenn Sie jetzt immer noch unsicher sind, was Sie verändern wollen und wie es in Ihrem Leben weitergehen soll, kann Ihnen vielleicht eine persönliche Beratung helfen.

Möglicherweise helfen Ihnen auch die natürlichen Alternativen, die im nächsten Kapitel vorgestellt werden, und die Übungen auf den Seiten 83 und 84 zeigen Ihnen, wie man richtig entspannt.

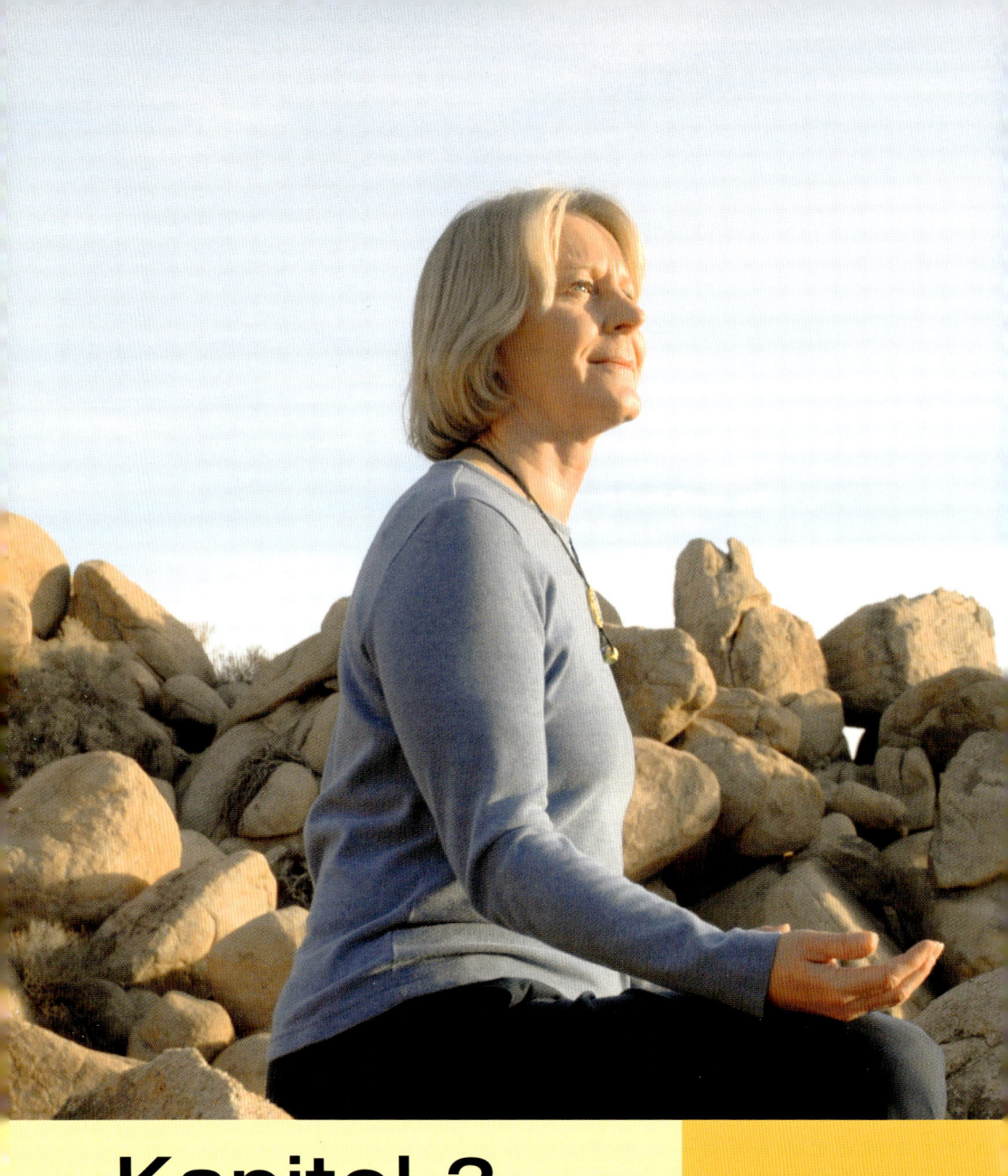

Kapitel 3

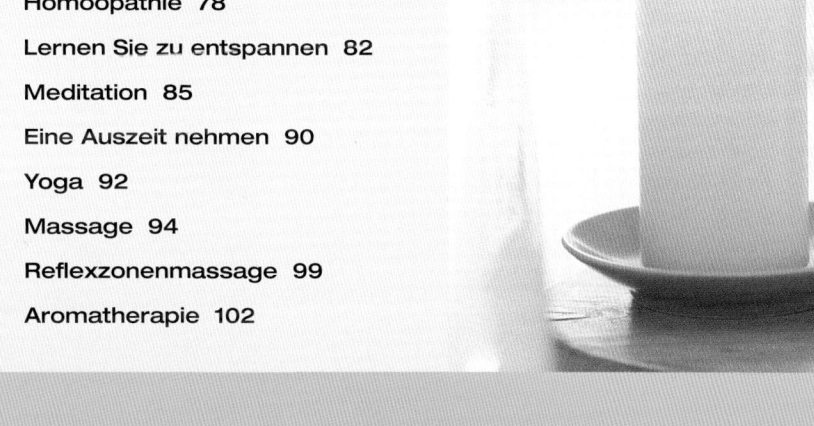

Natürliche Alternativen

Entdecken Sie die Alternativen

Die Standardbehandlung für die Beschwerden der Wechseljahre ist die Hormonersatztherapie (HET), und obwohl sie einigen Frauen helfen kann, verursacht sie bei anderen Nebenwirkungen.

Für manche Frauen kommt eine HET auch deshalb nicht infrage, weil Vorerkrankungen in der Familie, z. B. Brustkrebs, dagegen sprechen. Wieder andere hingegen wollen diese Übergangszeit nicht durch chemische Medikamente beeinflussen.

Immer öfter greifen Frauen zu natürlichen Heilmitteln und ganzheitlichen Therapien. Sie wollen alternative Heilmethoden entdecken, anstatt die Beschwerden der Wechseljahre mit Medikamenten zu behandeln.

Aus welchen Gründen auch immer man sich für eine ganzheitliche Behandlung entscheidet, die Auswahl an Möglichkeiten ist groß. Dieses Kapitel möchte Ihnen einen Überblick über jene Therapien geben, die sich bei der Behandlung von Wechseljahresbeschwerden am nützlichsten erwiesen haben.

Einige Heilverfahren wie z. B. Meditation und Yoga sind Selbsthilfe-Techniken. Für andere wie Akupunktur und Reflexzonenmassage braucht man die Hilfe von einem erfahrenen Heilpraktiker.

Natürliche Heilverfahren
Tausende Menschen suchen täglich Hilfe bei Akupunkteuren, Chiropraktikern, Osteopathen, Kräutermedizinern, Homöopathen oder Heilpraktikern, die mit der Reflexzonenmassage oder Aromatherapie arbeiten. Warum gibt es so ein Interesse an ganzheitlichen Behandlungsmethoden in Anbetracht schulmedizinischer Leistungen? Denn man darf die Errungenschaften der Schulmedizin nicht außer Acht lassen: Bakterielle Infektionen können heute geheilt werden, ebenso Krankheiten wie Pocken oder Kinderlähmung. Die medizinischen Fortschritte ermöglichen mittlerweile Organtransplantationen, „In-vitro"-Befruchtungen im Reagenzglas und die Heilung vieler Krebsarten.

Und dennoch haben viele dieser Errungenschaften mit dem täglichen Leben der meisten Menschen nichts zu tun. Frauen, die in den Wechseljahren sind, können an Depressionen, Kopfschmerzen, Rückenschmerzen, Wassereinlagerungen und dem Prämenstruellen Syndrom (PMS) leiden. Das Ergebnis eines Sechs-Minuten-Gesprächs mit einem gestressten Arzt sind dann Rezepte für Antidepressiva, Schmerzmittel und Beruhigungstabletten. Diese können für kurze Zeit helfen, können

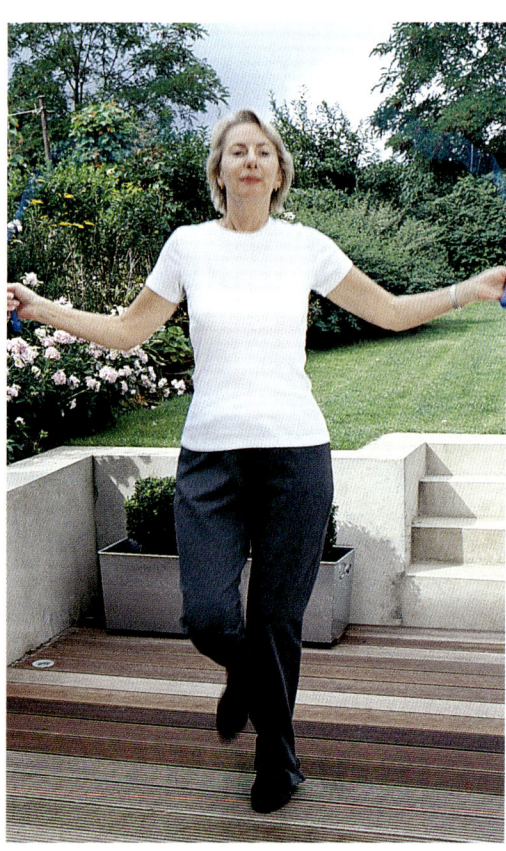

Sport hilft dabei, Stress und innere Unruhe abzubauen und entspannter zu werden.

aber auch abhängig machen oder zahlreiche Nebenwirkungen haben. Letzteres zeigte der Skandal um das Medikament Contergan in den späten 1950er-Jahren. Das Medikament wurde schwangeren Frauen gegen morgendliche Übelkeit verschrieben, wodurch sie Kinder zur Welt brachten, die zahlreiche Missbildungen hatten.

Es hat sich für die Schulmedizin viel geändert, denn Patienten fragen heute nicht nur nach den Verantwortlichen, sie wissen auch besser über medizinische Zusammenhänge Bescheid als früher. Zu dieser Entwicklung führten zum einen schlechte Erfahrungen mit der Schulmedizin und zum anderen der leichte Zugang zu Informationen durch das Internet. Das Misstrauen gegenüber Medikamenten und die Enttäuschung über die Schulmedizin haben ganzheitlichen Heilmethoden Vorschub geleistet.

Einen Heilpraktiker finden

Einen geeigneten Heilpraktiker kann man durch Tipps oder Empfehlungen von Bekannten finden. Sprechen Sie mit Leuten, die ganzheitliche Therapien ausprobiert haben, und fragen Sie diese, ob sie mit der Behandlung zufrieden waren.

Heutzutage weisen gute und angesehene Heilpraktiker in ihrer Werbung darauf hin, in welchen professionellen Organisationen sie Mitglied sind. Informieren Sie sich darüber, bevor Sie einen Behandlungstermin ausmachen.

Jahre zuvor war die Schulmedizin äußerst kritisch gegenüber alternativen Heilverfahren. Und das zu Recht. Jeder konnte sich einfach ein Zimmer mieten, eine Ledercouch kaufen, ein schimmerndes Namensschild mit allerlei verheißungsvollen Titeln an der Tür anbringen und los gings mit der Arbeit! Diese vermeintlichen „Heilmediziner" konnten für mögliche Patienten eine wirkliche Gefahr sein, aber wie konnte man das als Patient wissen?

Viel hat sich verändert, denn Heilpraktiker müssen sich heute an bestimmte Vorschriften und Regeln halten. Sie müssen Qualifikationen nachweisen können und Gültigkeitsprüfungen bestehen. Diese Neuerungen ließen das Vertrauen der Öffentlichkeit wachsen und ebneten gleichzeitig den Weg für die Zusammenarbeit mit der Schulmedizin. 1998 wurde in Amerika das „Nationale Zentrum für Komplementäre und Alternative Medizin" (NCCAM) gegründet. Es erforscht Heilpraktiken sehr gründlich, um dieses Wissen anschließend an professionelle Praktiker, aber auch an die Öffentlichkeit weiterzugeben. Im März 2002 veröffentlichte ein Ausschuss des Weißen Hauses einen Bericht, der den Nutzen sich ergänzender Medizin belegte. Und man forderte, dass in dem Bereich alternativer Therapien noch mehr geforscht werden sollte. Das Budget für alternative Heilmethoden betrug 2003 in Amerika 100 Millionen Dollar. Doch leider müssen Forscher immer noch Beweise dafür erbringen, dass ganzheitliche Therapien einen positiven Effekt auf die Wechseljahre haben.

Das überrascht angesichts der Tatsache, dass 30 % der Frauen ihre Beschwerden mit Akupunktur, natürlichem Östrogen, pflanzlichen Ergänzungsmitteln und Phyto-Östrogenen behandeln. Zu diesem Ergebnis kam eine Studie, die 1997 von der „Nordamerikanischen Gesellschaft für die Menopause" durchgeführt wurde.

Akupunktur

1958 wurde der Westen erstmals auf die Wirkung von Akupunktur aufmerksam, vor allem was die Schmerzkontrolle nach Operationen betraf. Später wurde sie auch als eine Alternative zur Betäubung während einer Operation angewendet. Anfangs benutzte man die Akupunktur nur bei kleineren Eingriffen, z. B. wenn ein Zahn gezogen werden musste, später auch bei größeren Operationen, z. B. an den Gliedmaßen.

Leider führte der übermäßige Einsatz dieser alten Technik auch zu einem weit verbreiteten Missverständnis über das Wesen der Akupunktur. Denn der Hauptakzent liegt auf der Vorbeugung und Prophylaxe. „Es ist klüger, einen Brunnen zu graben – bevor man durstig ist!", so ein Spruch von Laotse, einem legendären chinesischen Philosphen aus dem 6. Jahrhundert v. Chr.

Akupunktur war weit verbreitet in China und die historische Entwicklung dieser Technik ist eng verknüpft mit der Geschichte der traditionellen chinesischen Medizin (TCM). Große Denker wie Konfuzius

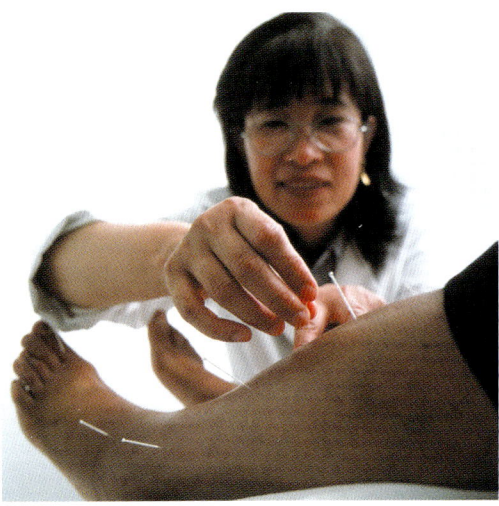

58 feine, sterile Nadeln werden an speziellen Punkten in die Haut gestochen. Sie bleiben dort entweder nur kurz oder für ca. eine halbe Stunde, das hängt von der jeweiligen Krankheit ab.

Schmerzlinderung

Einer chinesischen Legende nach ist die Entdeckung der Akupunktur einem Zufall zu verdanken: Ein Soldat wurde von einem Pfeil leicht verletzt und stellte in der Folgezeit fest, dass ein zweiter Pfeil die Schmerzen, die der erste Pfeil verursacht hatte, linderte.

entwickelten die Theorie zur chinesischen Medizin. Die vier Säulen der Diagnose – Betrachten, Hören und Riechen, Fragen, Berühren – sind heute noch genauso aktuell wie 200 v. Chr., als der chinesische Arzt Bia Que mithilfe der Akupunktur einen Prinzen aus dem Koma holte.

Im Zentrum der Akupunktur steht der Glaube an die Kräfte des Körpers. Man versteht den Körper als Einheit, als ein Geflecht von Energien und Verbindungen, die sich wechselseitig beeinflussen. Fließende Energie, auch „Qi" (wie „tschi" gesprochen) genannt, erhält die Gesundheit. Wird sie gestört oder aufgebraucht, führt das zu Krankheiten. Akupunktur versucht, die natürlichen Selbstheilungsprozesse des Körpers zu unterstützen, indem sie fehlgeleitete Energie wieder zurückführt und in den Körper einordnet.

Was aber ist Qi? In der Akupunktur bedeutet Qi Atem, Energie, Lebenskraft, und ohne Qi gibt es kein Leben. Starke und lebendige Menschen haben viel Qi, schwache und niedergeschlagene wenig.

In der Akupunktur besteht der Körper aus Energiebahnen, den sogenannten „Meridianen". In ihnen fließt die Lebensenergie Qi. Auf den Meridianen liegen die Akupunkturpunkte, und wenn die Nadeln dort hineingestochen werden, wird das Qi beeinflusst.

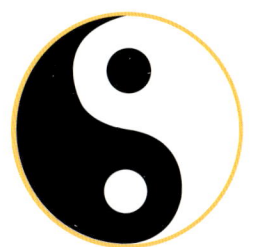

Das Tai-Chi-Zeichen symbolisiert, wie untrennbar die Gegensätze Yin und Yang miteinander verbunden sind.

Versteht man den Körper, wie das in der Akupunktur der Fall ist, als ein dynamisches Ganzes, führt das zu einer ganz neuen Auffassung von Gesundheit und Krankheit. Die unterschiedlichsten Beschwerden formen sich zu einem Bild der Disharmonie, in das sowohl geistige und emotionale als auch körperliche Probleme Eingang finden.

Yin und Yang

„Yin" und „Yang" basieren auf der Vorstellung von Harmonie und Gleichgewicht. In der chinesischen Medizin wird jeder Einzelne durch die gegensätzlichen, aber sich ergänzenden Kräfte von Yin und Yang bestimmt.

Im traditionellen Sinne steht „Yin" für das Dunkle, Passive, Weibliche, Kalte und Negative, „Yang" hingegen für das Aktive, Männliche, Warme und Positive. Das Tai-Chi-Zeichen rechts oben macht deutlich, wie Yin und Yang ineinanderfließen: In Yang findet sich immer auch Yin, in Yin immer auch ein wenig Yang. Und diesen Kräften sind Körper, Geist und Seele unterworfen. Wenn beide im Einklang sind, fühlen wir uns gut. Dominiert jedoch eines das andere, kommt es zu einem Ungleichgewicht, was wiederum eine Krankheit auslösen kann. Das Ziel der Akupunktur ist es, diese beiden Kräfte wieder in eine Balance zu bringen.

Akupunktur unterscheidet sich also grundlegend von der Schulmedizin, in der Menstruationsbeschwerden vom Frauenarzt, Kopfschmerzen vom Hausarzt und Schlafstörungen vom Psychologen behandelt werden. Für Akupunkteure hingegen hat alles einen gemeinsamen Ursprung.

Es gibt heutzutage einige Akupunkteure, vor allem westlicher Herkunft, welche die Existenz von Meridianen bestreiten. Sie sind stattdessen der Meinung, Akupunktur wirke über das Nervensystem und könne mit anatomischen und physiologischen Gesetzmäßigkeiten erklärt werden. Sie müssen selbst entscheiden, ob Sie sich von einem Laien (Praktizierende ohne akademische Qualifikation) behandeln lassen wollen oder von einem Arzt mit akademischer Qualifikation und einer Zusatzausbildung im Bereich der Akupunktur.

„Im Alter von 46 Jahren wurde meine Periode plötzlich sehr stark und ich hatte schon in der Mitte des Zyklus' Blutungen. Mein Frauenarzt diagnostizierte eine Geschwulst und empfahl mir eine Entfernung der Gebärmutter. Ich hatte Angst und suchte erstmal einen Akupunkteur auf. Nach zwei Behandlungen hörten die Zwischenblutungen auf und meine Periode normalisierte sich. Nach 18 Monaten bekam ich wieder Zwischenblutungen, auch diese konnte die Akupunktur zu 90 % lindern. Ich habe dann gemerkt, dass ich in den Wechseljahren bin, und habe mich noch ein weiteres Jahr, bis zur letzten Periode, mit Akupunktur behandeln lassen."
Caroline, Zürich

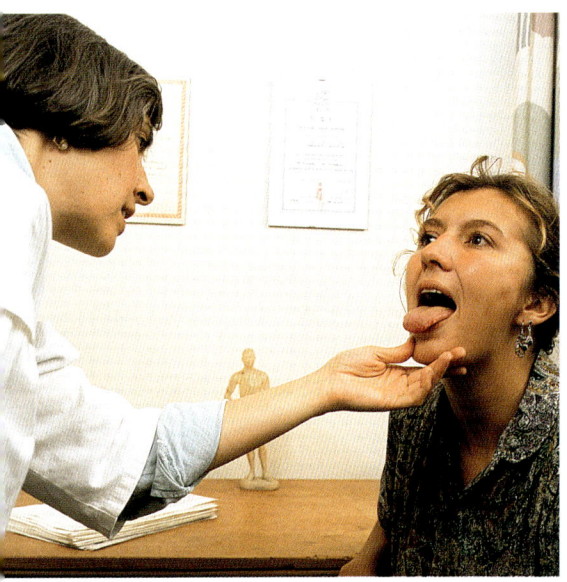

Die Zunge verrät viel über die Gesundheit der Organe.

Sicherheit zuerst

Bevor man sich einer Akupunktur unterzieht, sollte man sicher sein, dass die Nadeln steril sind. In Deutschland und vielen anderen Ländern sind zugelassene Akupunkteure per Gesetz zur Sterilisierung der Nadeln verpflichtet. Man kann auch Einwegnadeln verlangen. Diese sind allerdings teurer als normale.

Das Problem genau bestimmen

Sind Sie das erste Mal bei einem Akupunkteur in Behandlung, wird er sich viel Zeit nehmen und Ihnen zahlreiche Fragen stellen im Hinblick auf Ihren Gesundheitszustand. Diese Fragen können sich auf all Ihre körperlichen, seelischen und geistigen Beschwerden beziehen. Auch wenn einige davon auf den ersten Blick nichts miteinander zu tun haben, so kann sich der Arzt doch ein vollständiges Bild von Ihrer Lage machen.

Der Heilpraktiker wird auch Ihre Zunge untersuchen, sie ist eine wichtige Quelle der Information: Die Form, Farbe, der Belag und die Beschaffenheit der Zunge sagen viel über den Zustand einzelner Organe aus. Eine gesunde Zunge ist rötlich in der Farbe, nicht geschwollen und ihre Oberfläche ist frei von pelzigem Belag und Rissen. Auch sollte sie an den Seiten keine Zahnabdrücke aufweisen. Während der Beratung wird die ganze bisherige Krankheitsgeschichte aufgenommen. Andere wichtige Fragen betreffen:

- Ernährung
- Schlafgewohnheiten
- Hitze- und Kälteempfindlichkeit, mögliches Schwitzen – Wann taucht es auf: bei Tag oder bei Nacht?
- Kopfschmerzen – Wann tauchen Sie auf und in welchem Teil des Kopfes?
- Urin und Stuhlgang – Dabei wird gefragt, wie häufig man urinieren muss und ob es eine Tendenz zur Verstopfung oder zum Durchfall gibt.

Wer wegen Beschwerden der Wechseljahre in Behandlung ist, wird auch über seinen Zyklus und die Art der Beschwerden befragt. Nachdem man sich bis auf die Unterwäsche ausgezogen hat, wird der Akupunkteur Bereiche des Körpers untersuchen, die Schmerzen verursachen, sich heiß oder kalt anfühlen, geschwollen oder verspannt sind. Spezielle Akupunkturpunkte – besonders am Bauch und an jeder Seite der Wirbelsäule – werden berührt, um zu sehen, ob es dort wehtut.

Der Heilpraktiker wird außerdem den Puls messen. Dazu untersucht er beide Handgelenke in drei verschiedenen Positionen mit Zeige-, Mittel- und Ringfinger. Akupunkteure glauben, dass sie mithilfe dieser Pulsdiagnose mehr über die Energieströme und den inneren Zustand des Patienten erfahren. Diese Diagnose wird immer wieder gemacht, um Änderungen der Energie beobachten zu können.

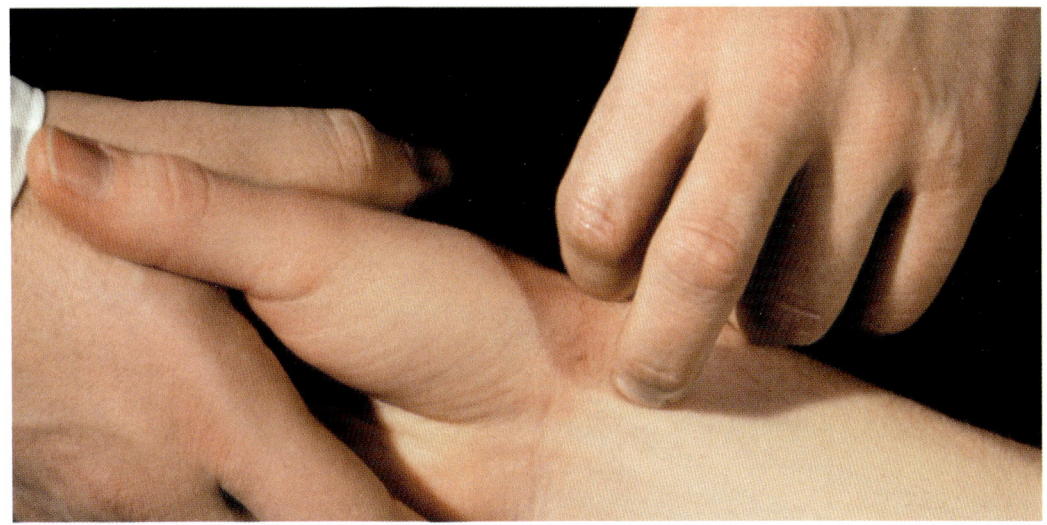

Eine wichtige Untersuchungsmethode in der Akupunktur ist die exakte Messung des Pulses an jedem Handgelenk.

Wurden alle Informationen über den Patienten zusammengetragen, kann mit der Behandlung begonnen werden. Sie kann so lange dauern, bis das Ungleichgewicht wiederhergestellt worden ist.

Behandlung

Bei der Akupunktur werden Nerven angeregt, die direkt unter der Haut oder in tieferen Hautschichten liegen. Das beeinflusst das zentrale Nervensystem, die Schmerzweiterleitung wird blockiert und die körpereigene Schmerzkontrolle wird aktiviert. Manche Menschen spüren beim Ansetzen der Nadeln wenig, andere ein leichtes „Kribbeln", was jedoch nicht länger als ein paar Sekunden dauern sollte.

Fängt man gerade mit einer Akupunktur an, kann man sich einmal die Woche behandeln lassen. Wenn es die Krankheit erfordert, kann man sich weiterbehandeln lassen, dann in größeren Zeitabständen. Das ist jedoch von Fall zu Fall unterschiedlich und hängt ganz von dem energetischen Ungleichgewicht im Körper ab.

Es ist jedoch definitiv nicht richtig, die Wirkung der Akupunktur auf eine reine „Kopfsache" zu reduzieren. Mit diesem Heilverfahren werden Kinder, aber auch Tiere behandelt. Und es ist doch sehr unwahrscheinlich, dass sich die Gesundheit einer Kuh aufgrund eines Placebo-Effekts verbessert!

Wussten Sie das?

Im First Hospital, Tianjin, China behandelte man 1998 die Wechseljahresbeschwerden von 300 Frauen mit Akupunktur. Bei über 50 % der Frauen verschwanden die Symptome.

Die traditionelle chinesische Medizin

Zur traditionellen chinesischen Medizin zählt nicht nur die Akupunktur, sondern auch die Kräutermedizin. Weitere wichtige Elemente des chinesischen Heilverfahrens sind Ernährungsvorschläge, Massagen und/oder Bewegungsübungen.

Es scheint, als wirke die chinesische Kräutermedizin vor allem in Verbindung mit den anderen Elementen der traditionellen chinesischen Medizin.

Da die traditionelle chinesische Medizin einen ganzheitlichen Anspruch hat, werden die Bedürfnisse und Probleme von Patienten ganz individuell behandelt. Die Beschwerden, die Hitzewallungen verursachen, werden von Frau zu Frau anders wahrgenommen und unterscheiden sich oftmals grundlegend voneinander. In der traditionellen chinesischen Medizin erhält daher jede Frau einen individuellen Behandlungsplan. Man wird bei jeder einzeln herausfinden, welche Art der Akupunktur sinnvoll ist und welche Kräuter sich für die Behandlung eignen.

Nach der traditionellen chinesischen Medizin hat das Krankheitsbild „Hitzewallungen" folgende Ursachen: Rückgang des Yin in der Leber, Schwäche im „Blut" des Herzens und eine Erschöpfung des „Wassers" der Niere. Das fehlende „Wasser" trifft auf die Übermacht des „Feuers". Dadurch wird das Yin der Leber gefährdet und löst so Yang aus. Es gibt zwei pathologische Mechanismen:

- Die Kombination aus einer geschwächten Niere, einer hyperaktiven Leber und einem unruhigen Herzfeuer führt zu Herzklopfen, Schlaflosigkeit und Benommenheit.
- Das Ungleichgewicht, das zwischen Leber und Milz herrscht, verursacht Depressionen, Gereiztheit, schlechte Laune und ein bedrückendes Gefühl in der Brust.

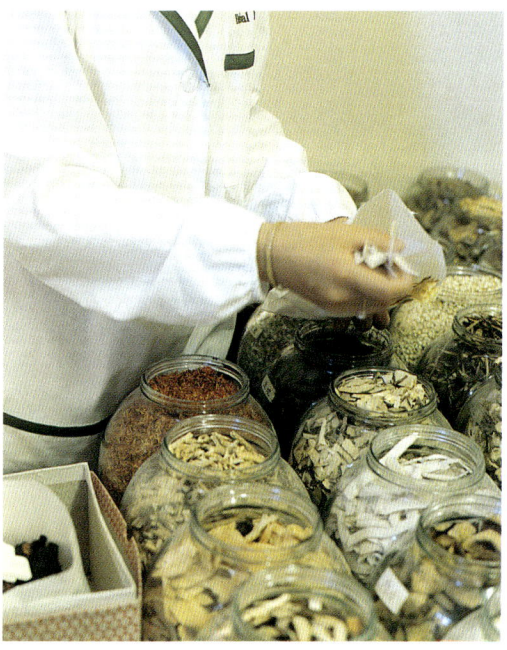

Die Kräutermedizin ist nur ein Element der traditionellen chinesischen Medizin.

Gegenbeweis

Die Beschwerden der Wechseljahre werden in China seit Jahrhunderten mit Kräutermedizin behandelt. Einige klinische Studien aus China zeigen, dass diese Behandlung durchaus wirksam ist.

Auch australische Forscher behandelten die Wechseljahre von 55 Frauen zum einen mit Placebos und zum anderen mit chinesischer Kräutermedizin. Die Studie (1998–1999) ergab, dass die Wirkung der Heilkräuter gegen Hitzewallungen und Nachtschweiß nicht wirksamer war, als die der Placebos.

TAI CHI

„T'ai Chi Chuan", auch bekannt als „Tai Chi", ist eine Bewegungslehre, die speziell zur Unterstützung des Qi (Lebensenergie) im Körper entwickelt wurde. Durch langsame, fließende Bewegungen stärkt Tai Chi die Stärke und Spannkraft des Muskels, die Beweglichkeit und Gelenkigkeit werden verbessert sowie das Gleichgewicht und die Koordination. Obwohl diese Bewegungsabläufe ohne Muskelkraft durchgeführt werden, glauben Heilpraktiker der traditionellen chinesischen Medizin, dass die Bewegungen mögliche Blockaden des Qi durchbrechen können und so den harmonischen Fluss wiederherstellen.

Alle Tai-Chi-Bewegungen sind Gegensatzpaare: also rechts und links, Druck und Sichfügen. Dadurch sollen die zwei Kräfte Yin und Yang ins Gleichgewicht gebracht werden (s. S. 67).

Tai Chi ist eine Art bewegter Meditation. Präzise Bewegungen und kontrolliertes Atmen werden aufeinander abgestimmt. Man geht mit der Energie mit, die im und um den Körper herumfließt. Aufgrund der Schritte, Drehungen und Verlagerungen des Gewichts hat man Tai Chi bereits mit Yoga und Ballett verglichen. Tai Chi ähnelt den Aerobicübungen des Westens, was den positiven Effekt anbelangt, doch es kommt dabei ohne Belastungen und Anstrengungen aus.

Tai Chi wird seit Jahrhunderten in China und heutzutage weltweit in Parks und Gesundheitszentren praktiziert.

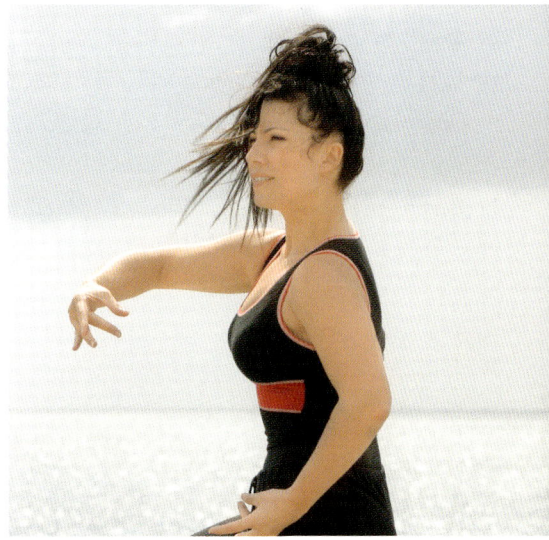

Die harmonischen Bewegungen des Tai Chi haben eine positive Wirkung auf das körperliche und seelische Wohlbefinden.

Wie Tai Chi während der Wechseljahre hilft

Tai Chi wirkt enorm auf Körper und Seele. So wird z. B. die Fähigkeit zur Wahrnehmung verbessert, aber auch Angst und Niedergeschlagenheit, Stress und Verspannungen der Muskeln können dadurch verschwinden. Außerdem verbessert sich die Zirkulation des Blutes, die Stimmung wird gehoben und die innere Kraft wird gestärkt.

Wussten Sie das?

Eine Legende besagt, dass Tai Chi den Bewegungen einer Schlange ähnelt. Ein Meister der Kampfkünste soll eines Tages einen Kampf zwischen einer Schlange und einem Kranich beobachtet haben. Die geschmeidigen und kontrollierten Bewegungen der Schlange, ihre Kunst der Abwehr und des Angriffs, wurden später, so die Legende, zur Basis von Tai Chi.

Medizinische Kräuterkunde

Es besteht kein Zweifel, dass Pflanzen die erste Quelle für die Medizin waren. Kräuter wurden zu allen Zeiten und in allen Kulturen als Heilmittel angewandt. Auch heutzutage floriert das Geschäft mit jenen Kräutern, die den Körper ernähren und heilen, gerade in der ganzheitlichen Medizin. Man kann sie in Gesundheitsläden und Apotheken oder im Internet kaufen. Alternativ dazu kann man auch auf Kräuter spezialisierte Kenner aufsuchen.

Schon zu Vorzeiten gab es in jeder Gemeinschaft Menschen, die großes Wissen über Heilkräuter und deren Verwendung besaßen. Diese Erkenntnisse wurden dann von Generation zu Generation weitergegeben und mit jedem Mal erweiterte sich das Wissen über den medizinischen Wert von Pflanzen.

Zwar nahm die praktische Verwendung von Kräutern während des 19. und 20. Jahrhunderts teilweise obskure Formen an, doch am Ende des 20. Jahrhunderts wuchs das Interesse an Heilpflanzen wieder. Viele Menschen waren unzufrieden mit herkömmlichen Medikamenten und deren Nebenwirkungen und sie begannen, sich für die natürlichen und ganzheitlichen Aspekte der Kräuterkunde zu interessieren.

„Ich habe letzten Herbst eine Ärztin aufgesucht, da ich verzweifelt versucht habe, mit meinen Hitzebeschwerden klar zu kommen. Ihre Heilmittel haben erstaunlicherweise geholfen. Ich habe dreimal täglich eine Salbei-Tinktur in Tropfenform eingenommen und einmal täglich Tabletten aus Rotklee. Ergänzungsmittel und eine Creme haben eine Reihe anderer gesundheitlicher Probleme, die in den letzten zwei, drei Jahren anfingen oder schlimmer wurden, gelindert."

Elke, Dortmund

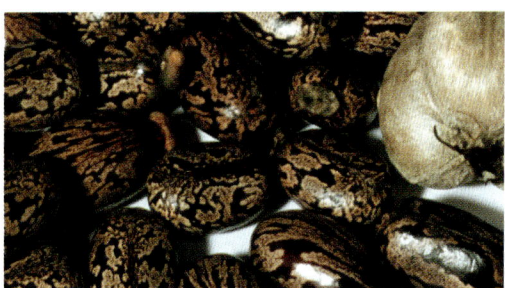

Die Samen des afrikanischen Wunderbaumes (Rhizinusbaum) sind seit Hunderten von Jahren für ihre abführende Wirkung bekannt.

Die Beratung

Der Arzt wird Sie sorgfältig untersuchen und Ihnen eine Reihe Fragen stellen, die Ihre Vorerkrankungen und Ihren Lebenswandel betreffen. Der Blutruck wird überprüft, gleichzeitig werden alle Bereiche des Körpers auf ihre Ausgewogenheit hin untersucht: Skelett- und Muskelaufbau, das Nervensystem, das Herz-Kreislauf-System, die Verdauung, der Urin, der Genitalbereich sowie das Hormonsystem.

Es werden also nicht nur die einzelnen Erkrankungen untersucht, sondern der Mensch als Ganzes, als Einheit. Daher können auch zwei Patienten mit ähnlichen Beschwerden völlig unterschiedliche Heilmittel verschrieben bekommen.

Man muss sich nicht regelmäßig behandeln lassen, außer das Leiden erfordert engmaschige Kontrollen und wiederholte Untersuchungen. Man kann den Kräutermediziner auch einfach anrufen, sollte man mehr Medikamente benötigen. Dann kann die Dosierung, falls nötig, angepasst werden. Bei vielen Patienten verbessern sich die Beschwerden innerhalb des ersten Monats nach der Behandlung spürbar. Doch gerade bei chronischen Leiden sollte man sich jedes Jahr ein bis zwei Monate behandeln lassen.

Sicherheit

Es ist ein populärer Irrtum, dass pflanzliche Medikamente keine Nebenwirkungen hätten. Viele Pflanzen, aus denen die Tinkturen und Präparate hergestellt werden, sind giftig.

1978 wurde in Deutschland der Ausschuss E gegründet, der die Sicherheit und den Gebrauch von über 1400 pflanzlichen Arzneimitteln überprüfte. Die sieben auf Seite 74 aufgelisteten Kräuter sind von der Kommission E als sicher eingestuft worden und besonders geeignet für die Linderung von Wechseljahresbeschwerden. Allein in Deutschland verschreiben mehr als 10 000 Ärzte jährlich 10 Millionen Rezepte für Ginkgo.

Viele verschiedene Pflanzen bilden die Grundlage für die komplexen Kräuterpräparate.

Kräuter zur allgemeinen Verwendung gegen Beschwerden vor und während der Menopause

Name des Krauts	Zur Linderung von	Empfohlene Zubereitung und Anwendung
Baldrian	Schlaflosigkeit	1–3 Mal täglich 2–3 g, auch als Kur gegen Anspannungen und Angstzustände
Ginkgo	schlechtes Gedächtnis, Stimmungsschwankungen, Angstzustände und Zerstreutheit	Täglich 120–160 mg des herkömmlichen Extrakts
Ginseng	Müdigkeit, verminderte Leistungsfähigkeit und Konzentrationsverlust	3–6 Mal täglich können 500 mg-Kapseln eingenommen werden, jedoch nicht länger als 3 Monate.
Johanniskraut	Depression	1–2 Mal täglich 2–4 g der Hypericin-Kapseln. Oder: das dieser Dosis entsprechende lose Kraut in eine Tasse geben, mit kochendem Wasser übergießen und 10 Minuten ziehen lassen.
Melisse	Anspannungen, Stressreaktionen und Depression	3 Mal täglich 2–6 ml der Tinktur oder täglich zwei Tassen Melissentee. Dazu: 2–3 Teelöffel des getrockneten Krauts in eine Tasse geben, mit kochendem Wasser übergießen und ziehen lassen.
Mönchspfeffer	Hitzewallungen	Als vorbereitete Tinktur entspricht die täglich verordnete Dosis 20 mg der rohen Früchte oder 30–40 mg für einen Kräutersud.
Wanzenkraut	Hitzewallungen, Angstzustände und Depression	Täglich 40–200 mg, sollte jedoch nicht länger als 6 Monate eingenommen werden

Formen pflanzlicher Wirkstoffe

Darreichungsform	Beschreibung
lose Blätter oder Früchte	Rohzustand; getrocknete Pflanzenstoffe in Dosen oder Gläsern werden für Tees und Tinkturen verwendet; es gibt sie aber auch in Pulverform, als Kapseln oder Tabletten
Öle	nur äußerlich anzuwenden; Konsum oder Verzehr kann schwerwiegende Folgen haben; werden in der Aromatherapie eingesetzt
Tabletten, Kapseln	können leicht gelagert und transportiert werden
Tees	werden mit heißem Wasser zubereitet; es gibt drei verschiedene Arten: • Getränk: muss 1–2 Minuten ziehen • Aufguss: muss 10–20 Minuten ziehen • Sud: Pflanzenstoffe sieden 10–20 Minuten in kochendem Wasser
Tinkturen	hoch konzentrierte Alkoholextrakte; werden in kleinen Flaschen mit Pipette am Verschluss geliefert; normalerweise reichen für den Konsum ein paar Tropfen

Wanzenkraut

Das wirksamste pflanzliche Mittel gegen die Beschwerden der Wechseljahre ist im Moment Remifemin, ein Extrakt aus Wanzenkraut. Es wurde in zwei klinischen Studien untersucht. Die Sicherheit des Mittels ist sehr gut, die Giftigkeit ist gering, es hat nur wenige oder sanfte Nebenwirkungen und ist gut verträglich. In Deutschland wird Remifemin seit 1950 verwendet.

Zubereitung

Die pflanzlichen Medikamente gibt es in verschiedenen Ausführungen. Viele kaufen sich bereits vorgefertigte Präparate, andere bevorzugen lose Kräuter im Rohzustand, um damit ihre eigenen Heilmittel zuzubereiten. Die größte Herausforderung dabei ist die Zerkleinerung der pflanzlichen Rohstoffe. Früher kamen dabei Stößel und Mörser zum Einsatz. Heute erfüllt ein einfacher Küchenmixer die gleiche Funktion. Die zerkleinerten Kräuter werden dann für gewöhnlich Wasser oder einer Alkohol-Wasser-Mischung hinzugegeben. Manchmal werden auch Essig, Glycerin oder Samenöl verwendet. Es soll eine Flüssigkeit entstehen, in der sich die pflanzlichen Inhaltsstoffe am besten lösen.

„Holziges" Material wie z. B. Rinde oder Wurzeln muss für eine bestimmte Zeit mit Wasser übergossen werden.

Da es sich um natürliche Produkte handelt, kann die Stärke pflanzlicher Kräuter variieren. Die Menge wirksamer Inhaltsstoffe unterscheidet sich von Produkt zu Produkt. Gerde bei den losen Kräutern sind das Klima und die Bedingungen, unter denen die Kräuter wachsen, entscheidend. Die Qualität eines Präparats ist auch von der Art der Weiterverarbeitung und dem Zusatz anderer Stoffe abhängig. Außerdem hängt die Stärke auch von der Zubereitung ab: Je länger Tees ziehen, desto kräftiger sind sie.

Kombination mit anderen Medikamenten

Der Kräuterspezialist wird Sie nicht davon abhalten, die von Ihrem Arzt verschriebenen Medikamente weiterzunehmen, er wird vielmehr mit der Schulmedizin zusammenarbeiten. Viele Patienten möchten jedoch gerade von den Medikamenten, die ihnen verschrieben wurden, loskommen. In diesem Fall wird der Kräuterspezialist versuchen, Ihren körperlichen Bedarf nach bestimmten herkömmlichen Medikamenten zu senken.

Sinnvolle Maßnahmen

Pflanzliche Heilmittel können in den Wechseljahren kurzfristig eine Rolle spielen. Bei langfristigen Erkrankungen wie z. B. der Osteoporose scheint die Behandlung jedoch nicht sinnvoll.

Man sollte mit der Kräutermedizin nicht länger fortfahren, sollte sich das Leiden innerhalb einiger Wochen nicht gebessert haben. Die meisten Kräuter brauchen nicht Monate, um zu wirken. Wenn man denkt, dass eine Behandlung nichts nützt, sollte man sie ändern.

Sicherheitsbedenken

Bedenken über die Sicherheit, Wirksamkeit und Qualität pflanzlicher Arzneien können vielleicht zur Seite geschoben werden, wenn man einen Blick auf die Richtlinien der Europäischen Union zur Kräuterarznei wirft. Sie traten Ende 2002 in Kraft. Demnach müssen Hersteller unerlaubte Produkte auflisten und diese nach pharmazeutischen Regeln anfertigen.

Aufgüsse

So machen Sie einen Aufguss: Nehmen Sie einen Teelöffel getrockneter Kräuter und geben Sie ihn in eine Tasse. Übergießen Sie die Kräuter mit kochendem Wasser und lassen Sie den Aufguss 10–15 Minuten ziehen. Anschließend abseihen und heiß trinken. Sie können auch Honig dazugeben, wenn Sie das möchten.

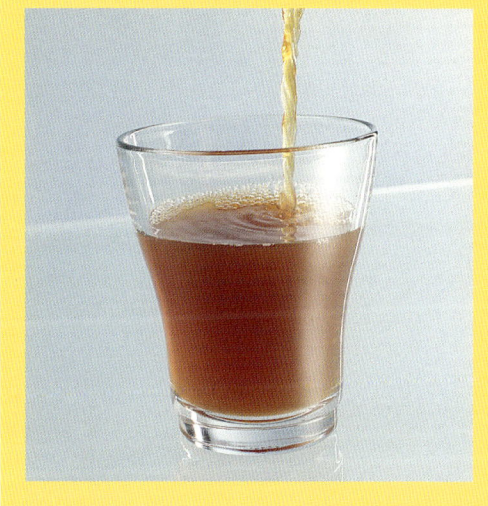

Sud

Ein Sud wird meist aus Rohstoffen wie Wurzeln, Rinden, Nüssen und Samen gemacht. Es wird dieselbe Menge genommen wie bei Aufgüssen. Die losen Stoffe zusammen mit Wasser in einen Topf geben und zum Kochen bringen. 10 Minuten sieden lassen, abseihen und heiß trinken.

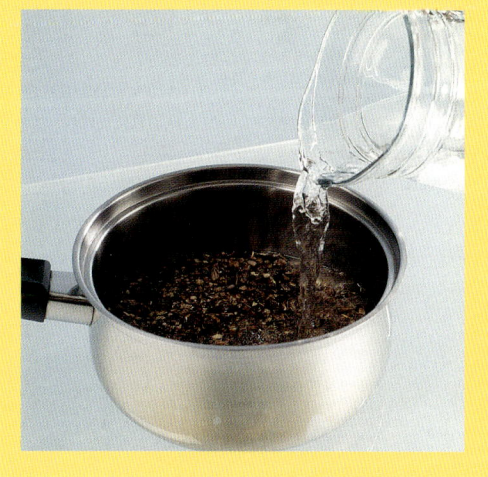

Homöopathie

Vor ungefähr 200 Jahren veröffentlichte ein angesehener und konventionell geschulter deutscher Arzt die ersten Ergebnisse einer Behandlung, die er an sich selbst und seiner Familie getestet hatte. Er hieß Samuel Hahnemann und er taufte sein medizinisches Konzept „Homöopathie". Der Begriff setzt sich aus den griechischen Wörtern „homios", was so viel heißt wie „ähnlich", und „pathos", was „Leiden" bedeutet, zusammen.

Hahnemann war zwar ein Wissenschaftler, aber auch ein Metaphysiker und Mystiker. Er glaubte, dass das Leben von einer entscheidenden Kraft getragen wurde. Nach Hahnemann konnten äußere Einflüsse diese Lebenskraft stören und Krankheiten verursachen. Der Arzt war der Überzeugung, dass sich der Körper selbst heilen könne, wenn man die Ursache der Beschwerden entdeckt, beseitigt und die Lebenskraft anregt.

Es begann damit, dass Hahnemann in einem Selbstversuch mit Chinin, einem Mittel gegen Malaria, experimentierte, um mehr über dessen Wirkung zu erfahren. Er war überrascht, als er Fieber bekam, obwohl er nicht an Malaria erkrankt war. Die Symptome verschwanden, sobald er das Mittel absetzte, und traten wieder auf, wenn er es einnahm. Dieses Ergebnis stimmte mit dem überein, was bereits Hippokrates glaubte: Krankheiten können genau mit den Substanzen behandelt werden, die bei gesunden Menschen Symptome hervorrufen, die der Krankheit ähneln.

Dieses Prinzip „Ähnliches heilt Ähnliches" bildet die Basis der Homöopathie. Es steht in starkem Gegensatz zur konventionellen Medizin, in der Krankheiten eher mit einem Gegenmittel behandelt werden als mit einer ähnlichen Substanz. Aber das

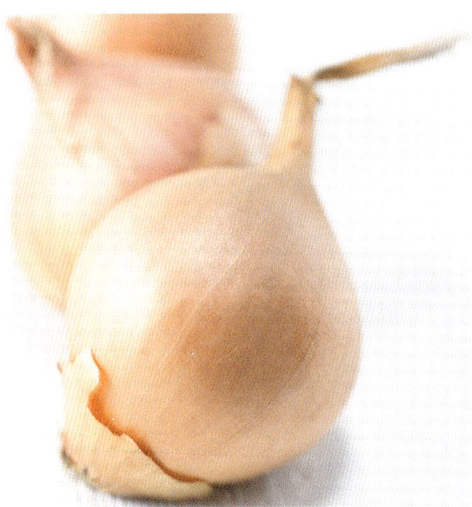

Die Zwiebel zählt zu den Wirkstoffen, die in homöopathischen Arzneien verwendet werden.

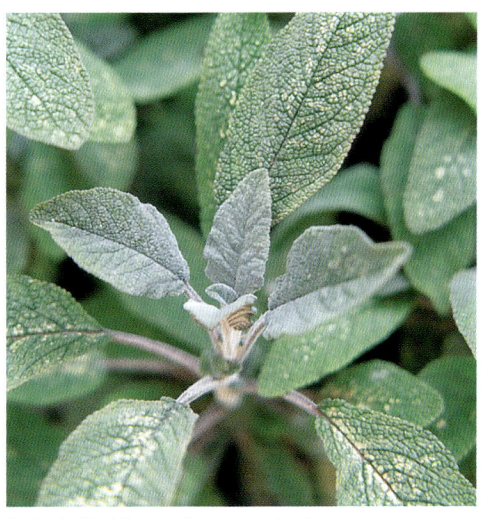

Salbei hilft, Hitzewallungen zu lindern.

Auf die Probe gestellt

Im Jahr 1994 wurde in Deutschland eine Studie durchgeführt, die drei Monate lang homöopathische Heilmittel auf die Probe stellte. 657 Patientinnen nahmen daran teil sowie 77 Therapeuten, die gegen die Beschwerden vor und nach der Menopause homöopathische Heilmittel verschrieben. Die Testpersonen nahmen „Mulimen", ein homöopathisches Präparat, das aus Mönchspfeffer, Wanzenkraut, Johanniskraut, Kalzium, Kalium, grauem Amber, gemeiner Nessel, Tintenfisch und wildem, gelbem Jasmin bestand.

Zwei Drittel der Teilnehmerinnen berichteten danach von einer Linderung ihrer Beschwerden, und obwohl diese nicht gänzlich verschwanden, wollten die Teilnehmer das Mittel weiter nehmen.

war nicht der einzige Unterschied zwischen Hahnemanns Gesundheitspraktiken und jenen seiner Zeitgenossen. Unzufrieden mit der medizinischen Praxis seiner Zeit, die hauptsächlich aus Aderlass und hohen Dosen gefährlicher Medikamente bestand, entschied er, kleinere Mengen zu verwenden. Zu seiner Überraschung fand er heraus: Je verdünnter das Heilmittel war, desto wirksamer war es.

Die Schulmedizin jedoch war davon unbeeindruckt. Das Paradoxon, dass gerade eine geringere Substanz wirksamer sein könnte, war sowohl für die damaligen Wissenschaftler als auch für die modernen Skeptiker von heute nicht akzeptabel. Wie auch immer, 37 % aller Deutschen haben jedenfalls schon einmal das eine oder andere homöopathische Mittel ausprobiert.

Obwohl man Hahnemann und seine Anhänger belächelte, experimentierten diese mit allen möglichen Wirkstoffen, die aus mineralischen, pflanzlichen und tierischen Erzeugnissen stammten, und testeten sie in sogenannten „Arzneimittelprüfungen". Über lange Zeit nahmen sie kleine Mengen verschiedener, angeblich sogar giftiger und medizinischer Substanzen ein und notierten sorgfältig die sich ergebenden Symptome. Patienten, die an ähnlichen Symptomen litten, wurden dann mit diesen Substanzen behandelt. Mit Erfolg.

Enorm viele Informationen wurden gesammelt. Sie bilden das Grundlagenwissen der Homöopathie. Als Hahnemann 1843 starb, hatte er 99 Substanzen „Arzneimittelprüfungen" unterzogen. Diese wuchsen bis 1900 auf 600 an, heute stehen Homöopathen ca. 3000 Wirkstoffe zur Verfügung. Dazu zählen unter anderem Zwiebeln, indischer Hanf, das Gift des Bienenstichs, Schlangen- und Spinnengift, aber auch Sand, Kohle, Kochsalz und Blei. Anstatt komplexer Mischungen plädierte Hahnemann für den Gebrauch einzelner Stoffe. Denn es sei, so Hahnemann, unmöglich, die Wirkstoffe zu unterscheiden, wenn sie alle zusammengemischt sind.

Heutzutage gibt es zwei Richtungen der Homöopathie: Die eine legt viel Wert auf hoch verdünnte Medikamente und auf eine gewisse philosophische, sogar halb-mystische Idee von Krankheit und deren Ursache. Die andere, moderne Form basiert auf konventionellem pharmazeutischem Wissen und ignoriert philosophische Gedanken größtenteils. Aber die Essenz des homöopathischen Prinzips bleibt dieselbe: Es ist der Kranke als Mensch, der behandelt wird, und eben nicht „nur" die Krankheit.

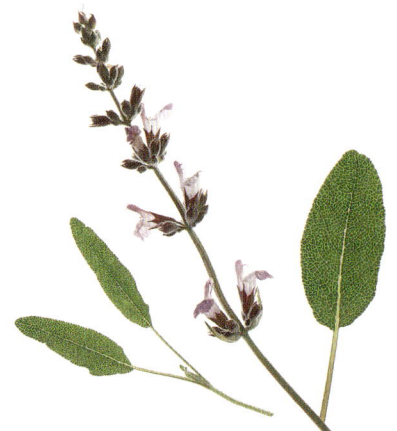

Salbei kann als Tinktur, Aufguss, Mundspülung, Kompresse oder Wundsalbe verwendet werden.

Homöopathische Heilmittel

Aus verschiedenen Quellen und zahlreichen Verdünnungen wählt der Homöopath ein Heilmittel aus, z. B. Pulsatilla (eine Windröschenart), Tintenfisch oder Schwefel (ein Mineral). Das richtige Mittel auszuwählen, erfordert vom Homöopathen viel Sorgfalt.

Es gibt aber auch einige Präparate, die in Apotheken oder Gesundheitshäusern erhältlich sind. Dazu gehören z. B.:

- **Lachesis** – bei schlechtem Gedächtnis, Konzentrationsschwierigkeiten, Ängstlichkeit und Depression
- **Pulsatilla** – bei Niedergeschlagenheit, Weinerlichkeit, Stimmungsschwankungen und Kopfschmerzen
- **Argentum Nitricum** (Arg. Nit.) und **Salvia** (Salbei) – bei Hitzewallungen
- **Grafit** – bei Konzentrationsschwierigkeiten, Niedergeschlagenheit, Weinerlichkeit und Überreiztheit

Doch es ist nicht immer leicht, seine eigene Situation klar zu analysieren. Dann ist es besser, einen Homöopathen aufzusuchen. Er wird das richtige Heilmittel in der richtigen Potenz finden. Ihr Homöopath kann entweder ein Laie (ohne Qualifikationen) sein oder ein konventionell geschulter Arzt mit zusätzlicher Ausbildung in Homöopathie.

Die Beratung

Das erste Treffen zu Beginn einer Behandlung kann mehr als zwei Stunden dauern. Es ist ein wichtiger Bestandteil der Homöopathie und erforderlich, um die richtige Diagnose zu fällen. Der Homöopath möchte sich ein vielschichtiges Bild des Patienten machen. Dazu stellt er zahlreiche Fragen:

- über die Vergangenheit und die Lebensumstände, den allgemeinen Gesundheitszustand der Familie, das persönliche Befinden
- Welche Beschwerden hat der Patient momentan? Was verbessert, was verschlimmert diese: Wärme, Kälte, Essen, Trinken, Bewegung, Ruhe usw.?
- Wie denkt der Patient über die eigene Krankheit? Ist er darüber verärgert und wütend oder fühlt er sich niedergeschlagen?
- Welche unterschwelligen Ängste und Stimmungen hat der Patient?

Wenn alle diese Informationen gesammelt wurden und feststeht, dass der Patient nicht an einen Facharzt überwiesen werden muss, wird der Homöopath die Antworten auswerten und die geeignete Medizin zusammenstellen. Die Medikamente erhält man in der Apotheke. Und obwohl sich homöopathische Heilmittel in der Zusammensetzung und Wirkweise stark von den Medikamenten der Schulmedizin unterscheiden, sehen sie herkömmlichen Präparaten – also Tabletten, Tropfen, Granulaten und anderen Flüssigkeiten – ähnlich.

Sicherheit

Homöopathische Heilmittel sind völlig unbedenklich, sie sind weder giftig, noch machen sie abhängig.

Die Kombination mit anderen Medikamenten

Homöopathische Heilmittel können auch ohne Weiteres mit Antibiotika zusammen eingenommen werden. Doch die Nebenwirkungen der Antibiotika verwischen möglicherweise das Beschwerdebild des Patienten, sodass die homöopathische Behandlung erschwert wird.

Auch gibt es eine Anzahl homöopathischer Hilfsmittel, die für ganz bestimmte Leiden, beispielsweise bei Verdauungsstörungen und Blutergüssen, eingesetzt werden. So sind Arnikasalben, um ein Beispiel zu nennen, allgemein sehr wirksam bei Blutergüssen nach Operationen.

Während der Behandlung sollte sich innerhalb einer Woche das Gefühl des Wohlempfindens einstellen, auch wenn noch Beschwerden vorhanden sind. Wenn sich die Beschwerden jedoch innerhalb von zwei Wochen nicht verbessern, muss man sich über eine Alternative Gedanken machen.

„Ich suchte eine registrierte Homöopathin auf und sie stellte mir anderthalb Stunden zahlreiche Fragen, z. B. über meine allgemeine Gesundheit, meine momentane Situation, wichtige Ereignisse in meinem Leben und scheinbar zusammenhanglose Fragen wie: „Was fühlen Sie bei Gewitter oder beim Anblick von Fröschen?"

Meine Beschwerden waren vielfältig: Stimmungsschwankungen, Veränderungen im Sexualleben, unregelmäßige und starke Blutungen, Gewichtszunahme, Schlaflosigkeit und Herzklopfen. Die Homöopathin hörte mir aufmerksam zu und stellte fest, dass ich mich in der Phase vor der Menopause befand. Sie verschrieb mir daraufhin das Heilmittel Pulsatilla.

Ich nahm das Mittel ein und bekam in der ersten Woche heftige Stimmungsschwankungen und war wahnsinnig gereizt. Ich entschied, das Mittel nur noch eine Woche zu nehmen und es dann abzusetzen, falls es nicht besser werden würde. Doch plötzlich – als wäre Magie im Spiel – änderte sich alles. Ich schlief besser, meine Periode kam regelmäßig und war schwächer, und ich war viel zufriedener mit mir und meiner Familie.

Bei Beschwerden in den Wechseljahren würde ich deshalb ohne zu zögern homöopathische Mittel empfehlen."
Laura, Flensburg

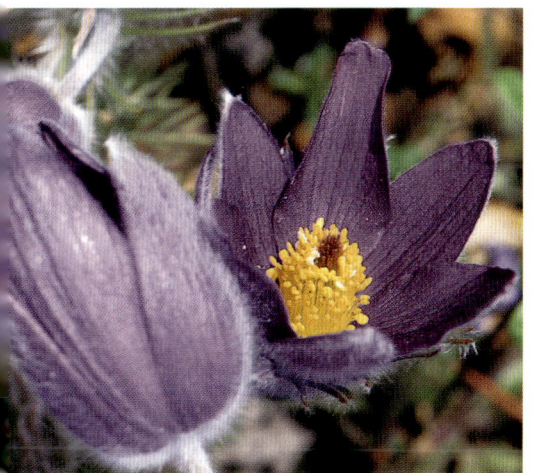

Pulsatilla wird gegen Depressionen, Schlaflosigkeit und Unterleibsbeschwerden verschrieben.

Lernen Sie zu entspannen

Sie werden vielleicht denken: Oh, das ist einfach! Sobald ich von der Arbeit nach Hause komme, gönne ich mir eine Verschnaufpause. Ich ziehe die Schuhe aus und lasse mich in den gemütlichen Fernsehsessel fallen. Und vielleicht wird tatsächlich ein bisschen Stress von Ihnen abfallen, wenn Sie einfach mal an nichts denken.

Aber das ist gar nicht so einfach, denn die meisten von uns sind darauf getrimmt, ständig aktiv und produktiv zu sein, und unsere Gedanken kreisen dabei unentwegt um Aufgaben und Verpflichtungen, die noch erledigt werden müssen. Viele sind der Meinung, Entspannung und geistige Ruhe stellen sich automatisch ein, aber das ist falsch. Nehmen Sie sich einmal Zeit, um die einfachen Übungen auf den folgenden Seiten auszuprobieren. Vielleicht wird es sich am Anfang ein wenig seltsam anfühlen, doch wirkt diese Tiefenentspannung nicht nur befreiend, sondern man fühlt sich danach auch jünger.

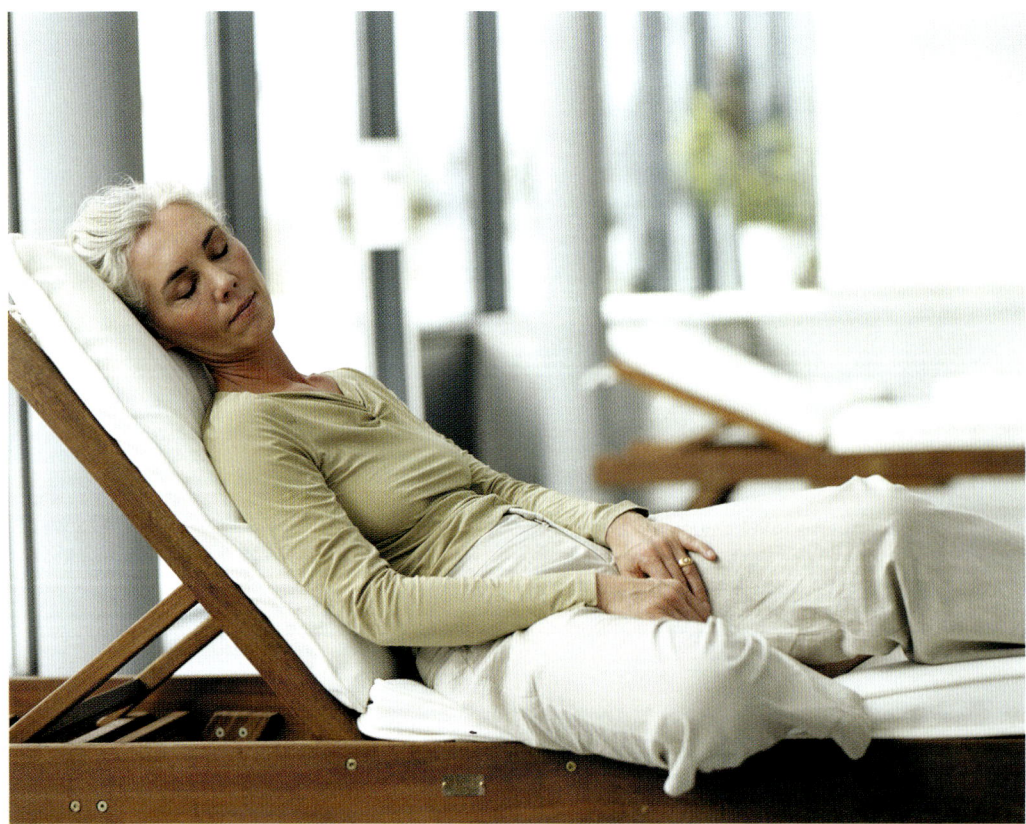

Wenn Sie sich richtig entspannen, können Sie loslassen und werden zufriedener sein.

Die erste Übung können Sie im Liegen vor dem Schlafengehen ausprobieren oder immer dann, wenn Sie noch einmal richtig Luft holen wollen. Sie besteht aus drei charakteristischen Elementen:

- Konzentration auf bestimmte Muskeln
- Anspannung der Muskeln
- Entkrampfung

Übung 1:

Verschnaufpause

Ihre Umgebung sollte gemütlich und warm sein, die Kleidung locker sitzen. Wenn Sie diese Übung auf dem Fußboden ausprobieren, legen Sie eine Unterlage auf den Boden, z. B. ein Kissen oder eine Decke.

1. Nehmen Sie eine bequeme Position ein und schließen Sie die Augen.
2. Konzentrieren Sie sich auf Ihren Atem. Spüren Sie, wie die Luft in Ihre Lungen strömt und diese wieder verlässt.
3. Fühlen Sie in Ihren Körper hinein, seine Wärme, sein Gewicht. Wenn Sie tief entspannen, hüllt die Wärme Ihren Körper ein und Ihr Körper wird schwerer.
4. Atmen Sie tief ein, sodass sich Zwerchfell und Rippen stark anheben. Halten Sie den Atem für zwei Sekunden. Atmen Sie dann aus und lassen Sie die Luft komplett aus den Lungen entweichen. Hören Sie, wie die Luft aus den Lungen strömt. Wiederholen Sie die Übung 5–6 Mal.

Von Schulter zu Schulter

Halten Sie jede dieser Positionen und zählen Sie dabei bis 5.

5. Heben Sie Ihre Schultern, so hoch Sie können – halten Sie die Position – lassen Sie los.
6. Spannen Sie den oberen Teil Ihrer Arme an – halten Sie die Position – lassen Sie los.
7. Spannen Sie Ihre ganzen Arme an – halten Sie die Position – lassen Sie los.
8. Ballen Sie ihre Fäuste – halten Sie die Position – lassen Sie los.

Füße, Beine und Po

9. Spannen Sie Ihren Po an – halten Sie die Position – lassen Sie los. Machen Sie das Gleiche mit den Oberschenkeln und den Waden.
10. Ziehen Sie Ihren Fuß in Richtung Ihres Körpers, als würden Sie ihn anspannen, um ihn besser sehen zu können – halten Sie die Position – lassen Sie los.
11. Ziehen Sie Ihre Zehen an die Fußsohlen – halten Sie die Position – lassen Sie los.

Wahrscheinlich fühlen Sie sich jetzt komplett entspannt und könnten sofort einschlafen. Sie können aber auch langsam wieder zu Bewusstsein kommen. Zählen Sie dazu von 10 rückwärts bis 1.

Übung 2:

Entspannung und Visualisierung

Bei der Visualisierung denkt das Gehirn in Bildern, d. h. der Geist formt ein bestimmtes Bild. Diese Verbildlichung hilft beim Verständnis bestimmter Situationen oder Probleme.

Einige Menschen denken mehr in Bildern, andere empfinden und fühlen eher und wieder andere denken in Worten. Jeder muss für sich selbst entscheiden, was der beste Weg ist, um sich ein ersehntes Ergebnis bildlich vorstellen zu können.

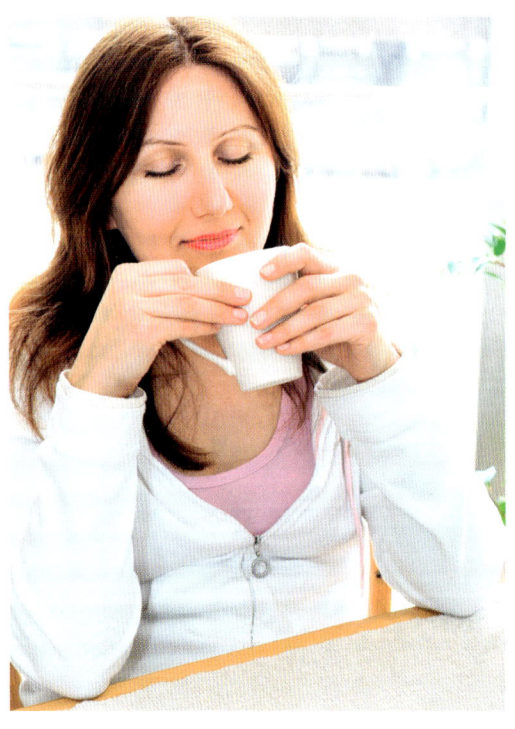

Ein Beispiel:

Wenn Sie an Bluthochdruck leiden, können Sie das Problem folgendermaßen visualisieren: Stellen Sie sich vor, wie sich kleine Muskeln in Ihren Blutgefäßen zusammenziehen. Ein höherer Druck wird notwendig, damit das Blut durch die Venen fließen kann. Stellen Sie sich nun bildlich vor, wie Medikamente eine Entspannung der Muskeln bewirken. Das Herz schlägt mit weniger Widerstand und das Blut kann frei durch die Gefäße fließen.

1. Setzen Sie sich ein mentales Ziel, z. B. die Bekämpfung immer wiederkehrender Ängste.
2. Bereiten Sie sich mit einer Entspannungsübung vor (s. S. 83).
3. Versetzen Sie sich innerlich an einen besonderen Ort, z. B. einen tropischen Strand. Versuchen Sie, sich Ihre neue Umgebung mit allen Sinnen auszumalen: Sie fühlen die warme Sonne, riechen die Pflanzen und Blumen, hören die Vögel singen, fühlen das Salz auf Ihrer Haut und die Sandkörner zwischen Ihren Zehen.
4. Wenn Ihr besonderer Ort nun Gestalt angenommen hat, begeben Sie sich selbst in das Bild – ein entspannter Geist ist für alle Ideen aufgeschlossen.
5. Formulieren Sie eine positive Aussage über sich selbst, z. B.: „Ich fühle mich ruhig und bin Herr der Lage."
6. Entfernen Sie sich langsam von Ihrem besonderen Ort. Wenn Sie Ihre Augen öffnen, werden Sie sich entspannt und wie verjüngt fühlen. Stehen Sie aber nicht sofort auf, Ihnen könnte sonst leicht schwindelig werden.

Meditation

Meditation zielt sowohl auf das Erreichen einer höheren Bewusstseinsebene als auch auf eine Entspannung des Körpers ab. Durch regelmäßiges Meditieren können Sie ruhelose Empfindungen und Gedanken besser kontrollieren und Ihr Wohlbefinden steigern. Man kann sich leichter aus dem Geschehen um einen herum herausnehmen und zu innerem Frieden gelangen.

Es ist allgemein anerkannt, dass der Geist Körper und Seele beeinflussen kann. Schleichen sich immer wieder negative Gefühle wie Angst oder Ärger in unsere Gedanken, kann das unsere Energielevel stören und schlägt sich dann in körperlichen Beschwerden, also in Krankheiten, nieder.

Meditation bietet Entlastung und wirkt bei:

* der Regulierung des Blutdrucks
* der Stimulation des Blutkreislaufes
* der Linderung von Schmerzen
* der Verlangsamung hormoneller Aktivität

Obwohl Meditation oftmals mit einem asketischen, spirituellen Lebenswandel in Verbindung gebracht wird, muss man deshalb nicht seine eigene Überzeugung ändern. Man kann die Übungen einfach in seinen Alltag integrieren und sie für das verwenden, für das man sie braucht: für den Abbau von Stress, die Verbesserung der geistigen und körperlichen Gesundheit oder einfach für ein besseres Wohlbefinden.

Wenn Sie gerade mit der Meditation beginnen, sollten Sie darauf achten, dass Sie die richtige Haltung einnehmen und den Atem kontrollieren. Beides hilft, sich zu konzentrieren, wenn die Gedanken abgleiten. Das ist gerade im Anfangsstadium der Meditation der Fall.

Haltung

Obwohl die Positionen, die hier beschrieben werden, austauschbar sind, können Sie einfach alle ausprobieren. Üben Sie jeweils eine Woche lang mit einer der Positionen und legen Sie sich dann auf eine oder zwei fest, die Ihnen zusagen.

Liegen
Wer es vorzieht, auf dem Rücken zu liegen, sollte sich ein Kissen in den Nacken legen. Die Arme liegen locker neben dem Körper und die Beine sind ausgestreckt.

Sitzen
Wählen Sie einen Stuhl mit gerader Sitzlehne, sodass sich das Zwerchfell nicht krümmen kann. Die Füße stehen flach und hüftbreit auf dem Boden in einer Linie mit den Schultern. Die Hände liegen auf den Knien mit den Handflächen nach unten. Die Handflächen können auch nach oben zeigen – eine symbolische Geste der Offenheit.

Klassische Positionen
Die traditionelle Yogapose, bei der die Beine überkreuzt werden, erfordert einen gewissen Grad an Beweglichkeit. Als Alternative kann man sich, wie in der japanischen Tradition, auf die Fersen setzen. Dazu wird ein Kissen in die Kniekehlen geklemmt, um den Po zu unterstützen.

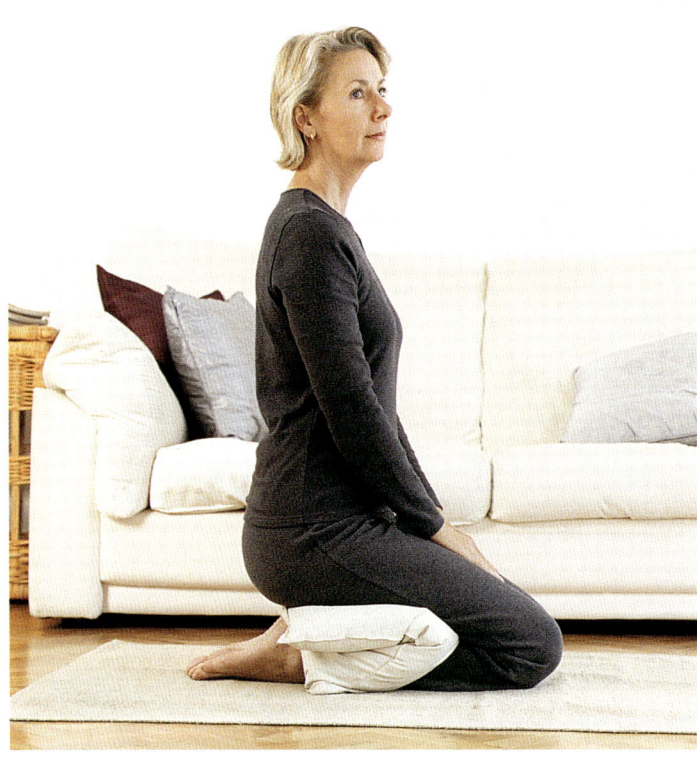

Das ist eine bequeme Haltung für die Entspannung. Setzen Sie sich einfach auf die Fersen und klemmen Sie sich ein Kissen in die Kniekehlen.

Beginnen Sie mit der Meditation

Fängt man gerade an, die Technik der Meditation zu erlernen, ist das Schwierigste die Konzentration. Die Gedanken schweifen ab und man gerät in die Versuchung, die Zeit zur Meditation unendlich aufzuschieben.

Es ist wichtig, mit einfachen Übungen zu beginnen, um eine gute Praxis entwickeln zu können. Die Konzentration auf das Kerzenlicht hilft dabei, ruhig zu sitzen und seine Gedanken auf die Übung zu konzentrieren. Üben Sie zweimal am Tag eine Woche lang. Legen Sie für einen Tag eine Pause ein und fahren Sie dann mit den anderen Übungen fort, die auf den Seiten 87–89 beschrieben werden.

Konzentration auf die Kerze

1. Stellen Sie eine Kerze vor sich. Sie sollte in einer Linie stehen mit dem Punkt zwischen Ihren Augenbrauen.
2. Sehen Sie das Licht an. Beobachten Sie sein Flackern und seine Größe.
3. Schließen Sie nach 30 – 60 Sekunden Ihre Augen und halten Sie die Flamme vor Ihrem inneren Auge präsent. Anfangs wird das Leuchten erlöschen und das Bild wird verschwinden. Öffnen Sie Ihre Augen erneut und wiederholen Sie das Ganze. Sie werden dann ein optisches Bild der Kerze und das Flackern des Lichts vor Ihrem inneren Auge sehen.

4. Wenn das Flackern wieder zu verschwinden droht, zwingen Sie das Bild zu bleiben. Das trainiert den Geist, sich stärker zu konzentrieren. Anfangs wird es unmöglich erscheinen, das Bild zu halten, doch mit der Zeit wird die Übung leichter.

5. Konzentrieren Sie sich auf einen Gedanken und atmen sie ruhig weiter, während Sie sich immer noch das Bild vorstellen.

6. Werden Sie eins mit der Flamme. Erfreuen Sie sich an dem Gefühl der Grenzenlosigkeit und Weite.

7. Wenn Sie bereit sind, kommen Sie wieder zu sich. Wachen Sie auf und öffnen Sie Ihre Augen.

Andere Arten der Meditation

Auch die folgenden Meditationsübungen können nützlich sein und Ihnen helfen.

Schmerzlinderung – der Ball

1. Bereiten Sie sich mit Entspannungsübungen vor (s. S. 82–83).

2. Konzentrieren Sie sich auf Ihren Schmerz. Was für eine Farbe hat er? Sehen Sie sich seine Farbe, Form und Größe genau an. Vielleicht ist es ein roter Ball, vielleicht hat er die Größe eines Tennisballs oder einer Grapefruit.

3. Stellen Sie sich vor, der Ball liegt vor Ihnen, vielleicht zwei Meter von Ihrem Körper entfernt.

4. Lassen Sie ihn größer werden, auf die Größe eines Fußballs anwachsen. Dann lassen Sie ihn schrumpfen, auf die Größe eines Pfirsichs. Dann lassen Sie ihn wieder die Größe anneh-men, die er für Sie hat.

5. Ändern Sie die Farbe des Balls. Lassen Sie ihn pink werden, dann hellgrün.

6. Bringen Sie den grünen Ball wieder dorthin, wo Sie ihn ursprünglich hingelegt haben. Über-prüfen Sie, ob Ihr Schmerz gelindert wurde oder nicht.

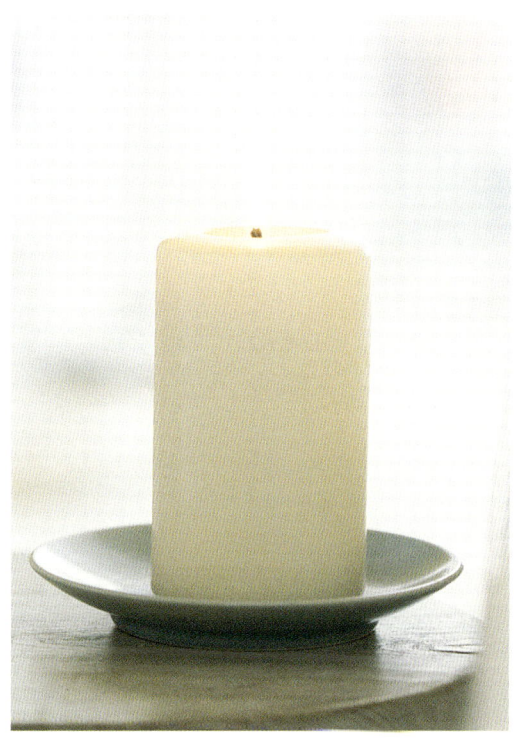

Wer sein Augenmerk auf das Flackern einer Kerze richtet, lernt, seinen Geist für die Meditation zu konzentrieren.

Schmerzlinderung – die Wolldecke

1. Bereiten Sie sich mit Entspannungsübungen vor (s. S. 82–83).

2. Wenn Sie entspannt sind, stellen Sie sich eine dicke, große Wolldecke vor, die Ihr ganzes Sein umhüllt. Genießen Sie das Gefühl der Befreiung und der Wärme, das Ihren Körper umgibt.

3. Lassen Sie die Wärme in Ihr Innerstes strömen, bis Ärger und Unbehagen verschwunden sind. Fühlen Sie sich losgelöst.

4. Stellen Sie sich nun vor, der Schmerz, den Sie empfinden, wäre Rauch. Die Decke saugt den Rauch auf und Ihr Körper wird dabei gereinigt.

5. Wenn der letzte Kringel Rauch Ihren Körper verlassen hat, nehmen Sie die Decke weg. Stellen Sie sich vor, sie löst sich auf und nimmt den Schmerz mit sich fort.

6. Beenden Sie nun die Meditation. Denken Sie sich dazu einen hell leuchtenden Ball, der über Ihrem Kopf schwebt. Beobachten Sie, wie sich der Ball langsam zu Ihren Füßen bewegt und sich dann im Raum auflöst. Kommen Sie wieder zu sich und überprüfen Sie, ob die Meditation auf den Schmerz gewirkt hat.

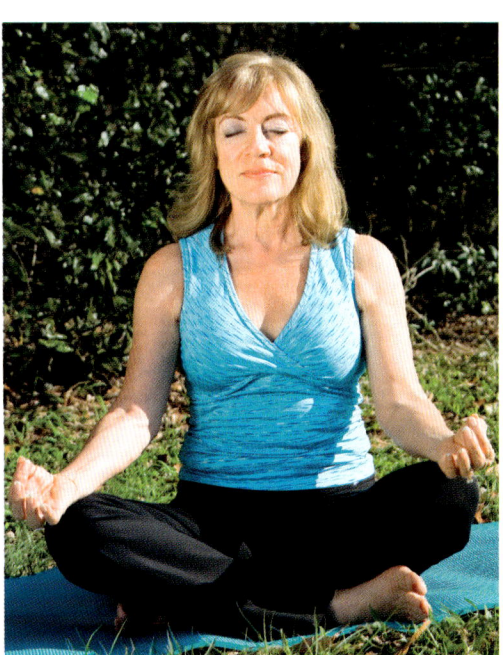

Auch in der freien Natur können Sie eine Ruheoase zum Meditieren finden.

Ärger loswerden

1. Nehmen Sie eine bequeme Stellung ein.

2. Schließen Sie Ihre Augen, atmen Sie normal, und wenn Sie entspannt sind, stellen Sie sich vor, Sie sitzen an einem Tisch. Vor Ihnen liegen Papier und Stift, ein Briefumschlag, eine Kerze, Streichhölzer und eine mit Wasser gefüllte Schüssel.

3. Blicken Sie auf das weiße Papier und nehmen Sie den Stift.

4. Schreiben Sie jetzt der Person einen Brief, über die Sie sich geärgert haben. Beschreiben Sie Ihre Gefühle und erklären Sie Ihr die Situation aus Ihrer Sicht. Es ist dabei ganz wichtig, dass Sie Ihre Gefühle ausdrücken, denn der Sinn dieser Übung ist es, seinen Emotionen freien Lauf zu lassen.
Wenn Sie Ihrem Ärger erst einmal Luft gemacht haben, sind Sie vielleicht in der Lage, die Situation aus einer weniger leidenschaftlichen Perspektive zu sehen. Denn dann fällt es Ihnen leichter zu vergeben und zu vergessen.

5. Wenn Sie den Brief beendet haben, stellen Sie sich vor, wie Sie den Brief in den Umschlag stecken und adressieren.

6. Nehmen Sie nun die brennende Kerze und halten Sie den Brief in die Flamme. Kurz bevor er sich komplett in Asche aufgelöst hat, werfen Sie ihn in die Schüssel.

7. Wenn Sie sich bereit fühlen, wachen Sie langsam auf. Kommen Sie zu Bewusstsein und öffnen Sie Ihre Augen.

Beziehungsprobleme bewältigen

Zum Streit in einer Beziehung gehören immer zwei und es kann sehr schwer sein einmal zurückzustecken.

1. Nehmen Sie eine bequeme Stellung ein.
2. Schließen Sie Ihre Augen. Atmen Sie normal, und wenn Sie entspannt sind, stellen Sie sich die andere Person vor.
3. Denken Sie über Mitgefühl nach und lassen Sie Ihr Herz weicher werden.
4. Sehen Sie die andere Person als jemanden, der genauso Fehler hat wie Sie selbst auch.
5. Drehen Sie die Person zu sich um und umarmen Sie diese. Wiederholen Sie folgenden Zuspruch: „Du und ich erfreuen uns an einer guten, positiven Beziehung. Die Energie zwischen uns fließt frei." Lassen Sie die Person dann los und sehen Sie Ihr nach, wie Sie in die Ferne entschwindet.

Die Anspannung wird sich nun gelöst haben und Sie werden jetzt in der Lage sein, ruhig über die Angelegenheit zu sprechen.

Ängste in den Griff bekommen

Diese Übung kann vor oder auch während einer Situation praktiziert werden, die Ihnen Angst einflößt. Sie werden überrascht sein, wie viel besser Sie sich anschließend fühlen.

1. Die einfachste Methode, um die Angst zu vertreiben, ist auch die wirkungsvollste. Nehmen Sie einfach einen ganz tiefen Atemzug und halten Sie für einen Moment die Luft an, bevor Sie ausatmen. Sie werden merken, der Herzschlag normalisiert sich und das Adrenalin im Blut wird reduziert. Außerdem werden Sie wieder die Kontrolle zurückgewinnen, Ihr Geist beruhigt sich und die Gedanken werden klarer.
2. Wiederholen Sie den ersten Schritt. Während Sie einatmen, stellen Sie sich Ihre Angst als Rauch vor. Wenn Sie dann ausatmen, stellen Sie sich vor, wie der Rauch aus Ihrem Körper strömt.
3. Fügen Sie dieses Bild nun zum nächsten Schritt hinzu: Schließen Sie Ihre Augen. Entspannen Sie und atmen Sie tief ein. Wenn Sie ausatmen, stellen Sie sich vor, Sie blasen einen Ballon auf. Machen Sie eine Pause, atmen Sie dann erneut. Jedes Mal, wenn Sie ausatmen, füllt sich der Ballon mit Ihrer Angst. Wenn der Ballon zu platzen droht, knoten Sie ihn einfach zu. Ihr Ärger ist jetzt luftdicht verpackt. Machen Sie sich einen großen Spaß daraus, den Ball platzen zu lassen, und sehen Sie zu, wie sich Ihre negativen Gefühle in alle Richtungen verteilen.

Eine Auszeit nehmen

Viele Frauen in den Wechseljahren fühlen sich, als trage sie täglich eine Welle von Ereignissen fort. Unser Leben ist voll von Verpflichtungen, Betriebsamkeit und Zerstreuungen. Und so sehr wir uns auch nach Ruhe sehnen, meist finden wir keine Zeit dafür.

Wer sich eine Auszeit nimmt, versucht, seinen Alltag hinter sich zu lassen. Man versucht, sich einen Ort zu schaffen, an dem man von nichts abgelenkt wird, an dem man zur Ruhe kommen und seinen eigenen Gedanken nachhängen kann. Man ist allein mit sich. Keine Kinder, Partner oder Freunde, die etwas von uns fordern. Kein Telefon, kein Klatsch, keine Arbeit oder ständige Kommunikation. Es müssen keine Entscheidungen getroffen, Verabredungen eingehalten und keinen Verpflichtungen nachgegangen werden. Man wird beginnen, in einen langsameren Modus umzuschalten, sowohl körperlich, geistig als auch seelisch. Und man wird Zeit finden nachzudenken.

Was passiert bei einer Auszeit?

Menschen jeden Alters nehmen sich ab und zu eine Auszeit: Arbeiter, Studenten, Hausfrauen, Berühmtheiten und viele andere. Es gibt viele verschiedene Möglichkeiten innezuhalten. In der Werbung und im Internet finden sich zahlreiche Angebote. Solche Auszeiten können von einem Tag bis zu einer Woche reichen.

Auszeit für einen Tag

Die Auszeit für einen Tag kann ganz flexibel gestaltet werden. Man kann sich einfach einmal eine lange Ruhepause gönnen, durch Aktivitäten entspannen, sich Zeit für Gruppendiskussionen und Gespräche nehmen oder am Meditationsunterricht teilnehmen.

Auszeit für ein Wochenende

Ein Einkehr-Wochenende in einer extra dafür vorgesehenen Einrichtung gestaltet sich folgendermaßen: Nachdem Sie am Freitagabend angekommen sind und Ihre Sachen auf das Einzelzimmer gebracht haben, werden Sie sich mit dem Leiter der Ruheeinrichtung und anderen Gästen treffen. Nach dem Abendessen werden Sie sich kurz über den Ablauf des Wochenendes unterhalten und Sie werden einen Zeitplan ausgehändigt bekommen. Ab diesem Zeitpunkt werden Sie nicht mehr sehr viel mit anderen kommunizieren, außer mit dem Leiter des Ruhehauses. Sie werden Zeit für sich haben, für Spaziergänge, zum Lesen und für Ruhepausen.

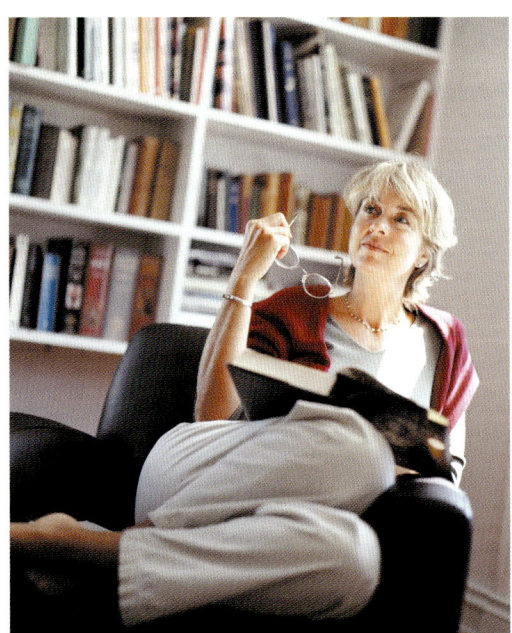

Wer sich eine Auszeit nimmt, kann entspannen, lesen oder einfach in Ruhe und ohne Hektik seinen Gedanken nachhängen.

Besinnungstage

Wer an Besinnungstagen teilnimmt, kann sich Zeit für Gebete, Gesänge und Meditation nehmen. Gerade bei körperlichen Beschwerden kann auch der Heilprozess eine Rolle spielen. Gleichzeitig geht es aber auch darum, Hindernisse zu überwinden, die einen an der persönlichen und spirituellen Entwicklung hindern.

Private Auszeiten

Ähnlich wie bei den Besinnungstagen steht bei privaten Auszeiten die Stille im Mittelpunkt. Viele Klöster bieten in ihren Räumlichkeiten die Möglichkeit zum Rückzug. Einzelzimmer stehen zur Verfügung und die Mahlzeiten können separat eingenommen werden. In diesen Oasen der Ruhe findet sich die Stille und Einsamkeit, die nötig ist, um einmal richtig Luft holen und nachdenken zu können.

Kreative Auszeit

Bei kreativen Auszeiten geht es vor allem darum, seine eigene künstlerische Kraft wiederzuentdecken. Egal ob man an Mal- oder Schreibkursen teilnimmt, die Technik der Kalligraphie erlernt, sich an gemeinsamer Gartenarbeit beteiligt oder einfach sein Wissen über das Sticken auffrischt, der eigenen Kreativität sind dabei keine Grenzen gesetzt. Eine Besonderheit dieser Auszeit ist der Austausch mit anderen Leuten. Sie können mit anderen Teilnehmern reden, lachen und sprechen. Oder auch nicht, denn es bleibt ganz Ihnen überlassen, inwieweit Sie sich öffnen wollen. Sie werden dabei auf Menschen treffen, die Sie sofort mögen. Es wird andere geben, die Sie lieber gar nicht erst kennenlernen wollen. Und es wird diese Nervensägen geben, die es überall gibt. Wenn Sie keine Lust haben, deren Ausführungen zuzuhören, können Sie einfach in eine andere Werkstatt gehen, denn das Angebot solcher Kunstwerkstätten ist oft vielfältig.

Bei einer Auszeit können Sie endlich in sich hineinhören, entspannen und sich vielleicht ganz neu wiederfinden. Es kann passieren, dass Sie danach mit Ihrem alten Leben aufräumen und Beziehungen und Werte neu positionieren. Warum auch nicht? Wann hatten Sie jemals die Zeit, das zu tun?

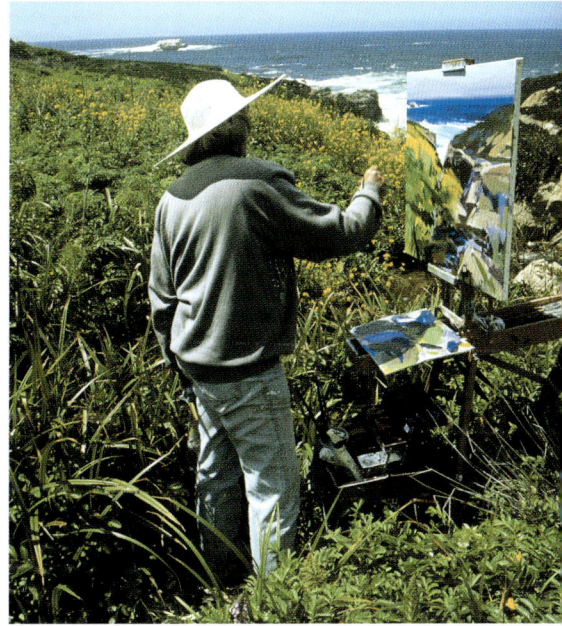

Bei kreativen Auszeiten geht es vor allem darum, seine eigene künstlerische Kraft wiederzuentdecken.

Bevor Sie buchen ...

Sollten Sie eine Behinderung haben oder in Ihrer Bewegungsfreiheit eingeschränkt sein, erkundigen Sie sich rechtzeitig bei den einzelnen Ruhe-Einrichtungen, ob es behindertengerechte Unterkünfte gibt, denn das ist nicht immer der Fall.

Yoga

Einige denken immer noch, Yoga sei eine mystische Entspannungstechnik aus dem Osten, die aus komplizierten Verrenkungen besteht und daher nur von besonders biegsamen und gelenkigen Menschen erlernt werden kann. Doch Yoga ist in den letzten Jahren bekannter geworden und gefragter denn je. Denn die Yoga-typischen Bewegungen können durchaus einfach sein und Spaß machen, egal ob man 9 Jahre alt ist oder 90, ob man behindert ist, krank oder die Gelenke knacken.

Das ursprüngliche Yoga wurde in Indien bereits vor 4000 Jahren von Einsiedlern, sogenannten Yogis, praktiziert. Heute ist Yoga in der ganzen westlichen Welt bekannt und es wird unabhängig von Religion und Kultur ausgeübt. Es gibt Yoga-Klassen für Erwachsene, ganze Yogazentren und exklusive Yogaorganisationen. Diese uralte Entspannungstechnik fasziniert mittlerweile Jung und Alt.

Der praktische Yoga-Unterricht basiert meist auf „Hatha"-Yoga. „Ha" bedeutet Sonne und repräsentiert die männliche Kraft, „Tha" bedeutet Mond und repräsentiert die weibliche Kraft.

Grundlagen

Die drei Prinzipien des Hatha-Yoga sind:

- **Pranayama** (Atmen): Das Ziel dieser Atemtechnik ist es, das Lungenvolumen voll auszunutzen, männliche und weibliche Kräfte ins Gleichgewicht zu bringen und das Energielevel zu erhöhen.
- **Asanas** (Yoga-Stellungen): Sie werden so lange wie möglich gehalten. Dadurch wird die Ausdauer trainiert und das Energielevel im Körper verändert.
- **Dyhana** (Meditation)

Dehnung ist die beste Übung, um seine Fitness Schritt für Schritt zu verbessern und den Stress in bestimmten Muskelgruppen zu reduzieren. Dehnung ist ein Hauptbestandteil von Yoga. Katzen sind wunderbare Beispiele für die Wirksamkeit regelmäßiger Dehnungen, denn kein anderes Tier ist so gelenkig wie die Katze.

Yoga ist eine sanfte Bewegungsübung, die Geist, Körper und Seele vereint und deren Gleichgewicht auf drei verschiedene Arten wiederherstellt. Durch Yoga werden die Muskeln entspannt und die Beweglichkeit verbessert. Man lernt, Stress und negative Gefühle zu kontrollieren. Um auf Dauer effektiv zu sein, sollte Yoga regelmäßig praktiziert werden. Eine normale Yogaeinheit dauert 1–2 Stunden.

Was passiert bei einer Yogaeinheit?

Die Struktur von Yogaeinheiten kann sich ändern. Bei einer 90-Minuten-Einheit beginnt man normalerweise mit der Kontrolle des Atems. Das dauert ca. 10 Minuten. Danach werden 15–20 Minuten für sanfte Aufwärmübungen verwendet. Dann geht man über zu bestimmten Yogaübungen. Dabei ist es wichtig, dass man sein eigenes sportliches Leistungsvermögen kennt und sich nicht überfordert. Der Lehrer wird Ihnen bei den Übungen helfen, sie dauern im Schnitt 25 Minuten. Daran schließen sich Entspannungsübungen an, die ca. 20 Minuten Zeit benötigen.

Eine Yogaeinheit endet mit einer kurzen Phase (5–10 Minuten) der Besinnung und Hilfestellungen für Yoga zu Hause, wo man in einem warmen, ruhigen und gut durchlüfteten Raum weiterüben kann.

Pranayama

Diese Atemübung hilft, tief zu entspannen. Wenn Sie ausatmen, stellen Sie sich vor, dass alle negativen Gefühle Ihren Körper zusammen mit Ihrem Atem verlassen.

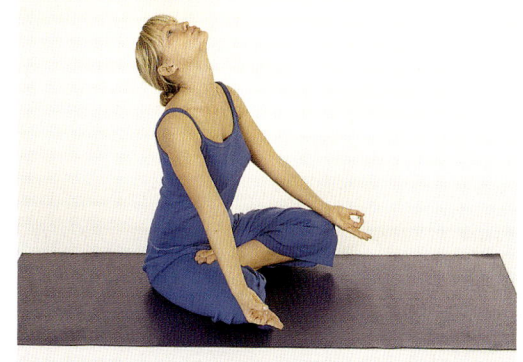

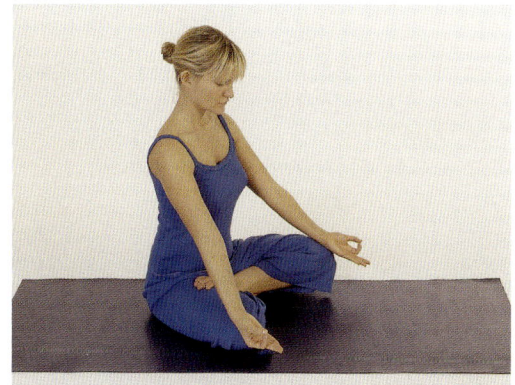

2 Öffnen Sie Ihren Mund, während Sie ausatmen, und machen Sie ein rauschendes Geräusch.

1 Kreuzen Sie im Sitzen die Beine übereinander. Setzen Sie sich entweder in den Lotus- oder Schneidersitz, wie es für Sie bequemer ist. Es ist wichtig, dass Ihr Steißbein den Boden berührt. Öffnen Sie Ihre Hände, sodass die Handflächen nach oben zeigen. Daumen und Zeigefinger berühren sich, die restlichen Finger bleiben zusammen. Legen Sie Ihre Unterarme auf den Knien ab. Lassen Sie Ihren Kopf leicht nach vorne fallen. Konzentrieren Sie sich auf die Berührung Ihrer Finger. Atmen Sie tief durch die Nase ein und heben Sie dabei langsam Ihren Kopf.

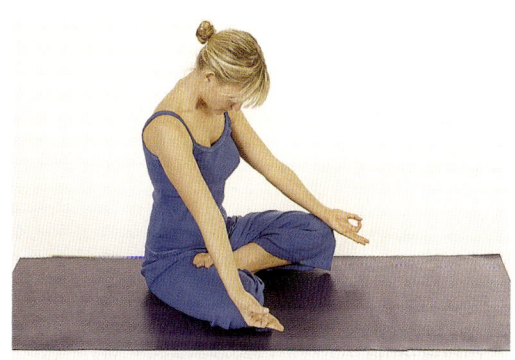

3 Fahren Sie mit dem Ausatmen fort und lassen Sie Ihr Kinn währenddessen auf die Brust fallen.

4 Bringen Sie Ihren Kopf wieder in eine Gerade, atmen Sie durch die Nase ein und aus und zählen Sie dabei bis 10. Atmen Sie ruhig und gleichmäßig. Wiederholen Sie das Ganze 5 Mal.

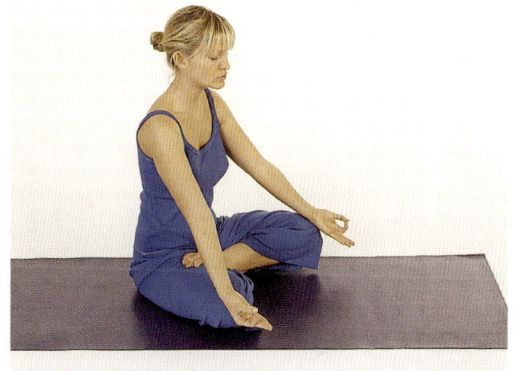

Massage

Wohlhabende Römer und Griechen begannen vor 3000 Jahren jeden Tag mit einem Bad. Dabei widmeten sie sich ausführlich der Körperpflege – und zwar mehrere Stunden. Entweder Sie badeten selbst oder hatten Sklaven, die ihnen dabei halfen. In diese Badeprozedur integrierte man auch Massagen. Verspannte Muskeln wurden dabei mit warmem Öl behandelt. Eine Ganzkörpermassage wurde meist von einem Sklaven durchgeführt: Nerven und träge Muskeln wurden stimuliert und die Gelenke beweglicher gemacht. Zum Schluss wurde der ganze Körper mit einem duftenden Öl eingerieben. Das hielt die Haut den ganzen Tag weich und elastisch.

Diese ausgedehnte Waschprozedur wurde im Laufe der Geschichte zu einer Fünf-Minuten-Angelegenheit, die wir Dusche nennen. Das ist eine Schande, denn die Massage ist einfach eine unglaublich intensive und angenehme Erfahrung. Das Bedürfnis, zu berühren und berührt zu werden, ist einer unserer stärksten Instinkte: Wir berühren einander, um uns unsere Zuneigung zu zeigen, Sicherheit anzubieten, aber auch um uns einfach besser zu fühlen. Körperlichen Kontakt braucht der Mensch.

Nach dem Gehirn ist die Haut das komplexeste Organ des Menschen. Jeder Quadratzentimeter enthält Hunderte von Rezeptoren, die auf Berührungen, Schmerzen, Hitze und Kälte reagieren.

Die moderne Massage, die heute als „Schwedische Massage" bekannt ist, entwickelte der schwedische Therapeut Per Henrik Ling (1776–1839). Heutzutage bieten Schönheitssalons, Fitness-Studios und Krankenhäuser Massagen an.

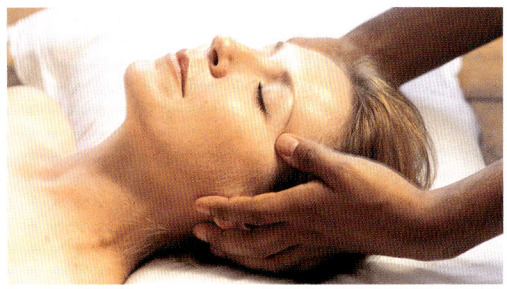

Eine Massage kann dabei helfen zu entspannen.

Die Beratung

Beim ersten Treffen wird Ihnen der Therapeut zahlreiche Fragen stellen:

- Warum sind Sie gekommen?
- Wie ist Ihr momentaner Gesundheitszustand?
- Welche Vorerkrankungen hatten Sie?
- Nehmen Sie Medikamente?
- Wie ist Ihr Lebenswandel?

Dann werden Sie gebeten, sich auszuziehen und sich auf eine Massageliege zu legen. Der Therapeut wird Sie mit einem Handtuch bedecken und nur die Teile des Körpers freilassen, die er oder sie massieren wird.

Vielleicht wird der Masseur Ihren Rücken massieren, dann Ihre Beine. Er wird sie bitten sich umzudrehen, damit er auch Ihre Vorderseite massieren kann. Dabei wird er auf knotiges oder verhärtetes Gewebe besonders achtgeben. Die Massage sollte entspannend sein, obwohl Sie an einigen bestimmten Körperstellen auch leichte Schmerzen empfinden können. Sollten die Schmerzen zu stark werden, sprechen Sie das an.

Jeder wird auf die Behandlung unterschiedlich reagieren: Einige sind entspannt und voller Energie. Andere sind leicht müde und haben am nächsten Tag noch ein bisschen Schmerzen. Das ist alles ganz normal.

Massage für die Menopause

Es gibt spezielle Punkte auf der Bauchdecke, deren Massage die Beschwerden der Wechseljahre lindern kann. Sie können einen Freund oder Ihren Partner fragen, ob er Sie, wie folgt, massiert.

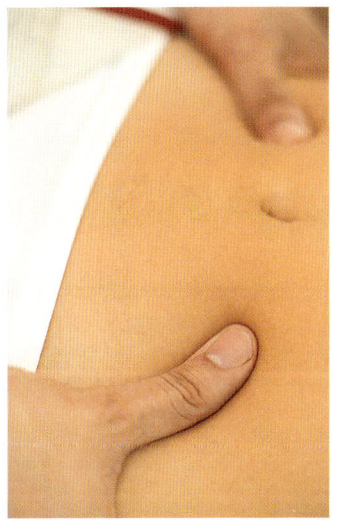 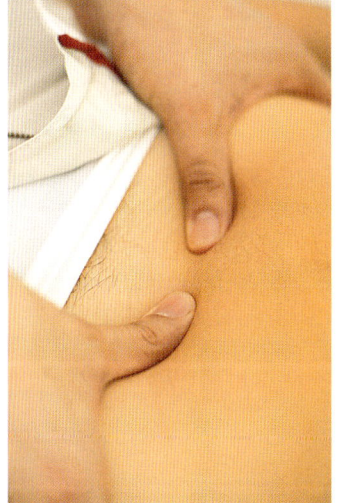 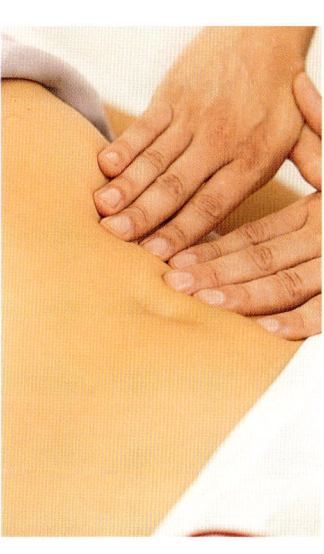

1 Legen Sie die Daumenspitzen jeweils 7 cm vom Nabel entfernt auf die Bauchdecke. Lehnen Sie sich nun mit Ihrem Körpergewicht leicht in Richtung des Nabels und bleiben Sie so für 5 Sekunden. Wiederholen Sie das 2–3 Mal.

2 Schieben Sie Ihre Daumen nun eng zusammen und starten Sie kurz unter dem Bauchnabel. Massieren Sie den Bauch in einer geraden Linie nach unten. Hören sie etwa in Hüfthöhe auf und massieren Sie wieder denselben Weg zurück, bis Ihre Daumen wieder auf der Höhe des Nabels sind, rechts und links jeweils 7 cm davon entfernt.

3 Entspannen Sie Ihre Hände und legen Sie die Fingerspitzen dicht nebeneinander in Höhe des Nabels auf die Mitte des Bauches. Üben Sie dabei leichten Druck aus. Massieren Sie auf diese Weise bis zur Leiste hinunter und kehren Sie dann wieder zurück. Wiederholen Sie die Massage auf der anderen Seite und achten Sie darauf, beide Seiten gleichmäßig zu massieren.

Hilft Massage auch bei täglichem Stress?

Bei der Massage werden verschiedene Grundtechniken angewendet, z. B. Streichen, Kneten, Vibrieren, Schütteln oder Dehnen. Zwei verschiedene Arten der Massage – die mechanische Behandlung der Haut und die Behandlung der Reflexzonen – führen zu einer Entspannung von Körper und Geist.

Die mechanische Behandlung

Die mechanische Behandlung der Haut – also Pressen, Quetschen und Bewegen von weichem Gewebe – kann entweder entspannend sein oder aber eine anregende Wirkung haben.

Muskelverspannungen sind der Grund dafür, dass sich die Blutgefäße zusammenziehen. Die Folge ist ein träger Kreislauf. Durch die Massage der Muskeln werden diese Verspannungen gelöst und das Blut kann besser fließen. Sauerstoff und Nährstoffe werden dorthin transportiert, wo sie benötigt werden. Da Massagen außerdem den Druck in Venen und Arterien beeinflussen, helfen sie, den Blutdruck zu normalisieren. Doch auch das Lymphsystem wird stimuliert, das bedeutet, die Abfallprodukte des Körpers können schneller abtransportiert werden. Dadurch wird der Körper widerstandsfähiger und kann Infektionen besser bekämpfen.

Die Behandlung der Reflexzonen

Bei der Behandlung der Reflexzonen wird nicht die „kranke Stelle" behandelt, sondern das entsprechende Areal, welches das kranke Organ repräsentiert. Körper, Geist und Seele bilden einen komplizierten Organismus. Innerhalb dieses Organismus' sind Energiekanäle und das komplexe Nervensystem mit Rezeptoren auf der Haut verbunden. Wird ein Teil des Körpers stimuliert, kann das Auswirkungen auf einen anderen haben. So kann eine entspannende Rückenmassage auch Schmerzen im Bein lindern.

Die vier Stadien der Heilung

1. Linderung

In den ersten Stunden der Behandlung geht es vor allem darum, den Schmerz zu lindern, Verspannungen zu lösen und Nerven zu beruhigen. Dadurch wird das Problem nicht gleich verschwinden, aber die Beschwerden werden zumindest vermindert und man fühlt sich besser.

2. Regulierung

Der Therapeut kann sich nun den tiefer liegenden Ursachen der Beschwerden widmen. Bei einer regulierenden Behandlung werden Muskeln umgestimmt, ein träges Lymphsystem entschlackt oder verhärtetes und knotiges Gewebe aufgeweicht.

3. Stärkung

Wenn eine Stelle des Körpers stark „beschädigt" ist, ist Stärkung sehr wichtig. Massage kann das Gewebe, das diese Stelle umgibt, stärken, sodass es die geheilte Wunde unterstützen kann.

4. Erhaltung

Der Therapeut wird wie der Zahnarzt eine regelmäßige Nachkontrolle empfehlen.

Die Macht der Massage

1990 wurde im St.-Mary-Krankenhaus, London mit 30 Chirurgie-Patienten eine Studie durchgeführt. Gegenstand der Studie war die Linderung von Schmerzen und Hilfe bei Schlaflosigkeit. Die Patienten wurden am Rücken, im Gesicht oder an den Füßen massiert. Danach beobachtete man körperliche und seelische Veränderungen. Die meisten Teilnehmer der Studie berichteten nicht nur von einer Linderung ihrer Schmerzen, dem Rückgang ihrer Angstzustände und Muskelkrämpfen, sondern auch von einem verbesserten Schlaf- und Wohlbefinden. Die zwei Krankenschwestern, welche die Massagen durchführten, betonten das verbesserte Verhältnis zu ihren Patienten.

Selbstmassage bei der Arbeit

Gerade wenn man in den Wechseljahren ist, ist es wichtig, bei der Arbeit regelmäßige Pausen zu machen. Gefühle wie Stress, Reizbarkeit und Ängstlichkeit können so besser bekämpft werden. Hier sind Vorschläge für einfache Übungen, die man während der Arbeit machen kann. Alles, was man braucht, ist eine stabile Unterlage und ein bisschen Zeit.

Wiederholen Sie die Bewegungen, so oft Sie möchten, egal ob Sie 5 Minuten darauf verwenden oder 20. Sie werden sehen, wie gut Ihnen diese kleine Auszeit tun wird. Diese Routineübung hilft bei einem angespannten Nacken, denn dieser verursacht oft Kopfschmerzen und ein Gefühl der Steife.

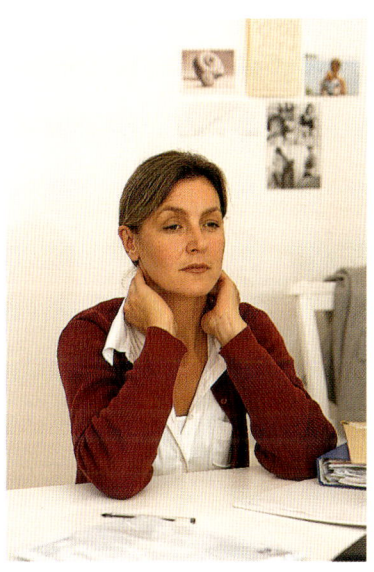 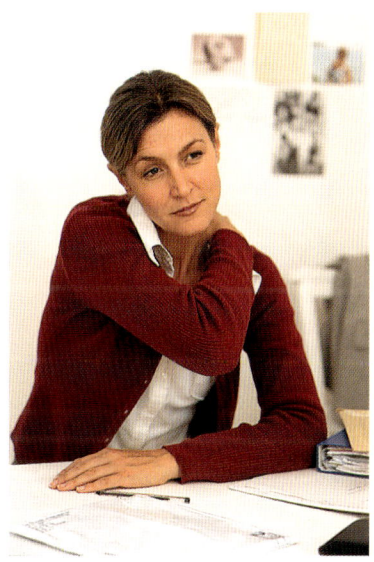

1 Stützen Sie Ihre Ellenbogen auf dem Tisch auf. Legen Sie Ihre Finger in den Nacken, ungefähr hinter die Ohren. Lehnen Sie nun Ihren Kopf leicht nach vorne. Kneten Sie den Nacken mit Ihren Fingerspitzen und üben Sie dabei Druck aus. Massieren Sie den Nacken abwärts. Dabei bewegen sich Ihre Hände jeweils rechts und links an der Wirbelsäule entlang.

2 Legen Sie den linken Arm auf den Tisch, die rechte Hand legen Sie auf die linke Schulter. Beugen Sie Ihren Kopf leicht nach rechts. Kneten Sie die Haut zwischen Ihren Fingern und der Handfläche hin und her. Beginnen Sie am Nackenansatz und arbeiten Sie sich dann bis zum Ende Ihrer Schulter weiter.

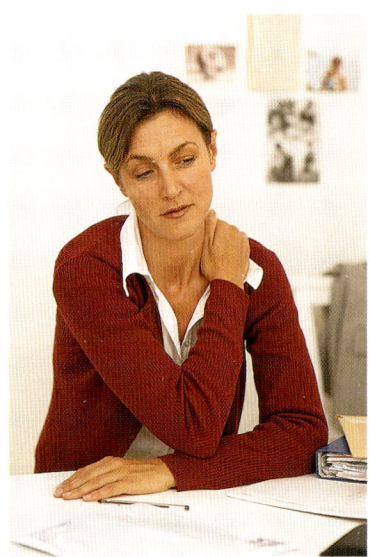

3 Nehmen Sie dieselbe Position ein
wie bei Schritt 2. Legen Sie Ihre
Finger auf den Schultermuskel am Rücken. Lassen Sie Ihre Fingerspitzen kreisen und üben Sie dabei Druck aus.
Arbeiten Sie sich wieder vom rückwärti-
gen Nackenansatz bis an das Ende der
Schulter vor. Wiederholen Sie die
Schritte 2 und 3 auf der anderen Seite.

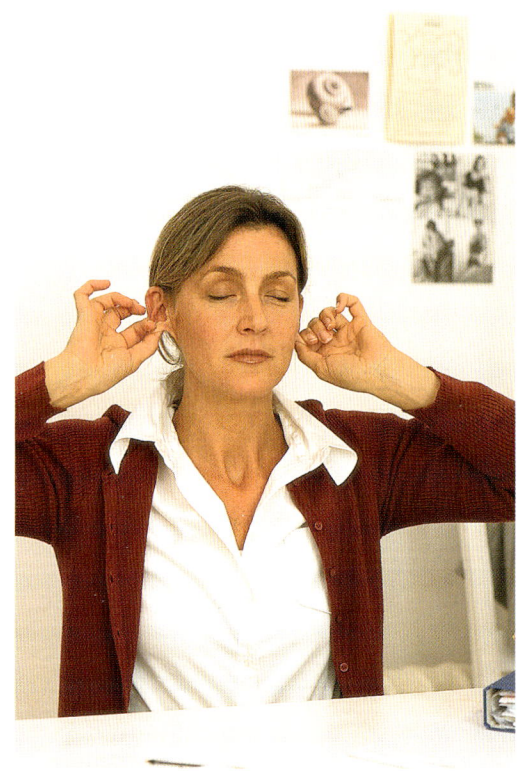

4 Um die Massage zu beenden, nehmen Sie die
Ohrläppchen zwischen Daumen und Zeigefinger.
Schließen Sie Ihre Augen und stellen Sie sich eine beru-
higende Szene vor, z. B. einen Spaziergang am Strand.
Atmen Sie tief ein. Beim Ausatmen ziehen Sie Ihre Ohrläppchen langsam nach unten und gleichzeitig nach
außen. Trinken Sie nun einen Schluck Wasser. Sie werden sich jetzt wieder fit für die Arbeit fühlen.

Reflexzonenmassage

Füße und Hände müssen täglich zahlreiche Belastungen aushalten. Daher standen sie schon immer im Mittelpunkt der Massage. Die Reflexzonenmassage war schon bei den Ägyptern bekannt. Das beweisen Wandschnitzereien, die man im Grabmal des Arztes Ankmahor fand. Sie zeigen Ärzte, die Hände und Füße von Patienten behandeln.

Ärzte in Japan, Indien und China entwickelten ihre eigenen Methoden der Fußreflexzonentherapie. Abenteurer wie Marco Polo, der ein Bewunderer des chinesischen Gesundheitssystems war, brachten dieses fernöstliche Wissen dann von ihren Reisen mit. So gelangten die Therapiemethoden zu uns in den Westen.

Die moderne Reflexzonenmassage, wie wir sie heute kennen, wurde im 20. Jahrhundert von dem amerikanischen Hals-Nasen-Ohren-Arzt William Fitzgerald entwickelt, der am Bostoner Krankenhaus praktizierte. In Fitzgeralds sogenannter „Zonentherapie" wird der Körper in zehn senkrechte Zonen eingeteilt. Sie reichen von den Zehenspitzen über den Kopf bis hin zu den Fingerspitzen. Alle Teile des Körpers sind innerhalb einer Zone miteinander verbunden. Wird nun Druck auf einen bestimmten Teil des Körpers ausgeübt, kann der Schmerz an anderer Stelle, aber innerhalb derselben Zone, gelindert werden, wie Fitzgerald herausfand. Heutzutage vertraut man in der Reflexzonentherapie nur auf diese Zonen, um herauszufinden, welche Bereiche des Körpers behandelt werden müssen.

Bei der Reflexzonenmassage hingegen wird neben den Zonen auch die Anatomie herangezogen, um herauszufinden, welche Bereiche des Körpers behandelt werden müssen.

Die Beratung

Die erste Behandlung wird wahrscheinlich 90 Minuten dauern. Der Therapeut wird Ihnen Fragen zu Ihrer Person stellen und den Grund für die gewünschte Behandlung erfahren wollen.

- Außerdem werden Auskünfte über mögliche Vorerkrankungen benötigt, z. B. über Kinderkrankheiten, Unfälle oder Operationen.
- Wenn man wegen einer (chronischen) Krankheit beim Arzt in Behandlung ist und Medikamente einnehmen muss, sollte man das dem Therapeuten sagen.
- Man wird zu seinem Gesundheitszustand befragt, seinem Lebenswandel, zur Arbeit und zu Freizeitaktivitäten, aber auch zu den Ess- und Trinkgewohnheiten.

Anschließend wird man gebeten, seine Schuhe, Socken oder Hosen auszuziehen und sich in einen Liegestuhl zu setzen oder auf eine Liege zu legen. Die Füße werden dann mit Baumwolltüchern abgerieben, die mit der Essenz der Zaubernuss durchtränkt sind. Danach wird Creme oder ein Fußpuder aufgetragen.

Erst wird der eine, dann der andere Fuß behandelt. Dabei wird Druck auf bestimmte Punkte des Fußes ausgeübt. Man kann dabei Schmerzen bzw. eine Druckempfindlichkeit verspüren. Das ist ein Hinweis auf die Blockaden bestimmter Körperteile oder Organe, die mit diesen Punkten am Fuß in

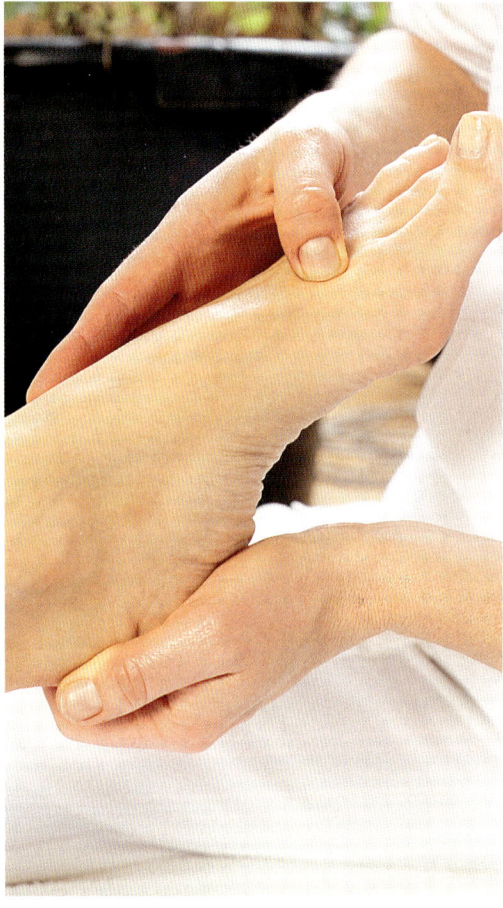

Bei einer Behandlung der Reflexzonen benutzt der Therapeut hauptsächlich seinen Daumen, manchmal auch die anderen Finger. Damit übt er Druck auf bestimmte Punkte aus. Blockaden im Körper sollen so gelöst werden.

Verbindung stehen. Blockaden oder bestimmte Ungleichgewichte im Körper machen sich durch kristalline Ablagerungen unter der Haut bemerkbar. Sie fühlen sich an wie Körner oder Zucker, oft sind die Reflexzonen dann straff oder besonders schwammig.

Folgende Techniken werden vom Therapeuten unter anderem verwendet:

- Daumentechnik: Dabei wird die Spitze des Daumens in die Reflexpunkte gedrückt. Nach einigen Sekunden wird der Druck langsam verringert. Ähnlich einer Raupe bewegt sich der Daumen nun ein Stück weiter über die Haut, dann wird erneut Druck nach unten ausgeübt.
- Fingertechnik: Ähnlich der Daumentechnik, nur dass sie mit dem Zeigefinger ausgeübt wird. Der Daumen und die restlichen Finger werden zur Unterstützung genommen.
- Kreisen: Der Daumen kreist und wird dabei in den Reflexpunkt gedrückt.
- Beugen: Die Zehen werden mit einer Hand gehalten, während der Daumen der anderen Hand Druck ausübt. Der Fuß wird dann sanft vor und zurück gebogen, sodass der Druck des Daumens auf den Punkt rhythmisch verstärkt oder verringert wird.

Bei der Fußreflexzonenmassage werden die Nerven, die in den Füßen enden, stimuliert. Über diesen körperlichen Effekt hinaus weiß niemand, warum die Reflexzonenmassage funktioniert. Man weiß, dass an jeder Fußsohle 70 000 Nerven zusammenlaufen. Regt man diese an, werden über die Bahnen des vegetativen Nervensystems Informationen an alle Bereiche des Körpers und an das Gehirn gesendet. Übt der Therapeut nun auf einen bestimmten Punkt am Fuß, den sogenannten „Reflexpunkt", Druck aus, kann die Energie in dem Körperbereich, der mit dem Punkt verbunden ist, ausbalanciert werden.

Hilft das bei Hitzewallungen?

Die Reflexzonenmassage hilft bei allen Leiden, bei denen wieder etwas ins Gleichgewicht gebracht werden muss, z. B. bei unregelmäßigen Perioden. Bei Beschwerden der Wechseljahre wird der Therapeut den ganzen Fuß behandeln und sich dabei besonders auf die Punkte für die Hormondrüsen konzentrieren.

Reflexzonenmassage für die Menopause

Diese Behandlung konzentriert sich auf das Fortpflanzungs- und Hormonsystem inklusive der Schilddrüse.

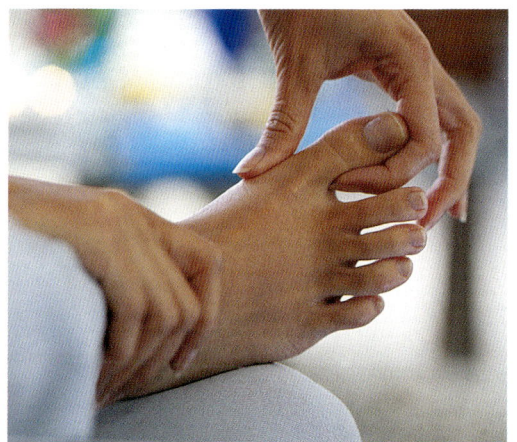

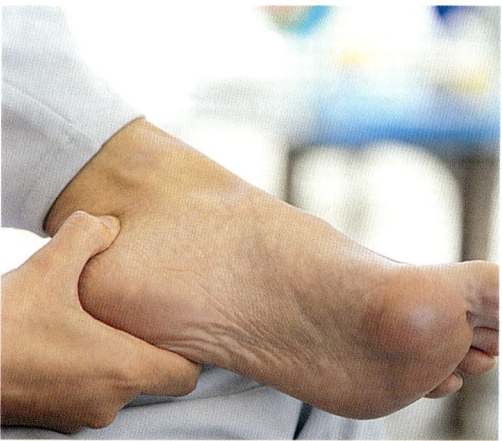

1 Finden Sie den Reflexpunkt der Schilddrüse. Er liegt an der Innenseite des großen Zehs. Haken Sie Ihren Zeigefinger dort ein und drücken Sie für 5 Sekunden auf den Punkt.

2 Massieren Sie den Punkt zwischen der Rückseite der Ferse und dem Sprunggelenk sanft mit den Daumen. Kneten Sie die Haut mit den anderen vier Fingern sanft bis zum Sprunggelenk hinauf. Finden Sie den Reflexpunkt für den Eierstock (siehe Abb.) und halten Sie ihn für 5 Sekunden gedrückt.

Ein Punkt-Beweis

1993 wurde in Amerika eine Kontrollstudie durchgeführt, an der 35 Frauen teilnahmen, die an dem prämenstruellen Syndrom litten. Sie wurden mit Reflexzonenmassagen an Hand, Ohr und Fuß behandelt oder mit Placebos (das heißt, die Massage der Reflexzonen war ungeeignet, da sie entweder zu stark oder zu schwach war). Jede Frau führte über ihre Beschwerden vor, während und nach der Behandlung Tagebuch. Die Massage erfolgte 8 Mal und dauerte eine halbe Stunde. 39 Beschwerden konnten auf einer Skala von 1 bis 4 bewertet werden. Bei Frauen, die mit der Reflexzonenmassage behandelt wurden, konnten die prämenstruellen Beschwerden um 46 % gelindert werden. In der Placebogruppe waren es nur 25 %.

Aromatherapie

Vielleicht haben Sie schon die wohltuende Wirkung einer Ganzkörpermassage erfahren, bei welcher der Therapeut aromatische Öle verwendet hat. Diese Öle sind aromatische Essenzen, die aus Pflanzen, Blumen, Bäumen, Früchten, Gräsern und Samen gewonnen werden. Es gibt über 150 solcher ätherischer Öle und jedes hat unterschiedliche heilende Eigenschaften und einen unverwechselbaren Duft.

Alle ätherischen Öle haben keimtötende Eigenschaften. Einige heben die Stimmung und wirken schmerzlindernd, andere wiederum schleimlösend. Es gibt auch Öle, die zur Entspannung beitragen, die Verdauung fördern und einen harntreibenden Effekt haben.

Die Moleküle dieser Öle sind so klein, dass sie über die Poren der Haut aufgenommen werden können. Das beeinflusst nicht nur die Haut selbst, sondern auch den ganzen Körper, das Gehirn eingeschlossen. Wärme, in Form von Massagen oder heißem Badewasser, unterstützt die Aufnahme der Öle durch die Haut.

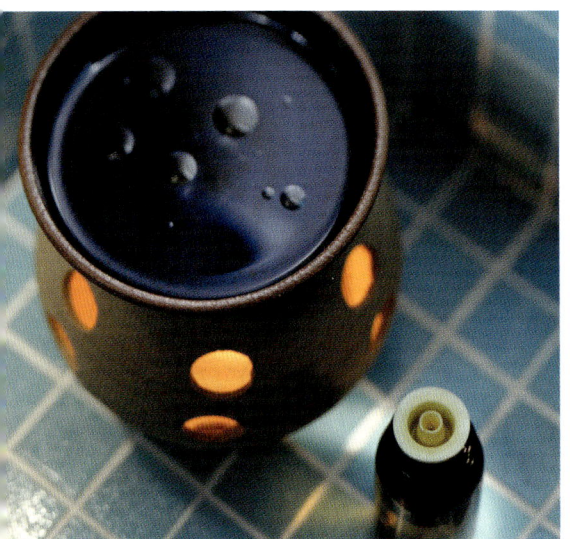

Mithilfe einer Öllampe wird der Geruch des ätherischen Öls in der Luft verteilt. So kann sich auch seine therapeutische Wirkung entfalten.

Die Beratung

Das erste Treffen mit einem Aromatherapeut wird eine bzw. anderthalb Stunden dauern. Da es sich um eine ganzheitliche Therapie handelt, wird der Therapeut sich mit Ihnen ausgiebig unterhalten ...

- über Ihre Vorerkrankungen und den Grund, warum Sie sich in Behandlung begeben.
- über die Öle, die für die Behandlung geeignet sind und welche nicht geeignet sind. Einige Öle sind nicht geeignet bei Problemen mit dem Blutdruck, Epilepsie oder frischen Operationen.
- über die Medikamente, die Sie nehmen, oder homöopathische Mittel. Denn deren Wirkung kann durch den starken Geruch der Öle beeinträchtigt werden.
- über Ihre Stimmungslage und Ihr Wohlbefinden.

Man wird Sie bitten, sich auszuziehen und auf eine Massageliege zu legen. Dann wird ein Handtuch über Ihnen ausgebreitet. Sie müssen sich nicht ganz ausziehen, wenn Ihnen das unangenehm ist. Der Therapeut wird das Handtuch während der Massage auf Ihrem Körper lassen. So bleibt Ihr Körper warm und Sie fühlen sich weniger zur Schau getsellt.

Der Aromatherapeut entscheidet sich vielleicht für eine Mischung aus verschiedenen Ölen, von denen er denkt, dass sie zu Ihnen passen. Oder er fragt Sie nach Ihren Wünschen diesbezüglich. Mit der richtigen Ölmischung wird der Therapeut dann die Massage beginnen. Sie dauert zwischen 30 und 45 Minuten.

Die Kombination aus der Berührung und der heilenden Wirkung des Öls verbessert den Kreislauf, entspannt die Muskeln und fördert das Wohlbefinden. Man sollte nach der Behandlung einige Stunden nicht baden oder duschen. Auf diese Weise kann der Körper die Öle vollkommen absorbieren.

Nach einiger Zeit verlassen die Öle den Körper auf verschiedene Weise: Sie werden entweder mit dem Urin oder dem Stuhl ausgeschieden oder der Körper schwitzt sie heraus. Dieser Vorgang kann bei einem Gesunden bis zu 6 Stunden dauern, bei einem Kranken oder jemandem, der ernsthaft übergewichtig ist, bis zu 14 Stunden.

Ätherische Öle für die Menopause

- **Bergamotte** hilft gegen Angstzustände, Niedergeschlagenheit und Stress. Es ist aber auch ein reinigendes Tonikum für die Gebärmutter.
- **Zypresse** hat einen beruhigenden Effekt auf den Geist, es dämpft Ärger und Frust.
- **Salbei** wird bei Menstruationsbeschwerden, Depressionen und Ängstlichkeit verwendet.
- **Fenchel** hilft bei den Beschwerden der Wechseljahre, z. B. unregelmäßigen Perioden, prämenstruellen Spannungen und sexueller Unlust.
- **Geranium** eignet sich ebenfalls, um die Beschwerden der Wechseljahre und Angstzustände zu lindern.
- **Lavendel** wird bei Schlaflosigkeit und Kopfschmerzen eingesetzt.

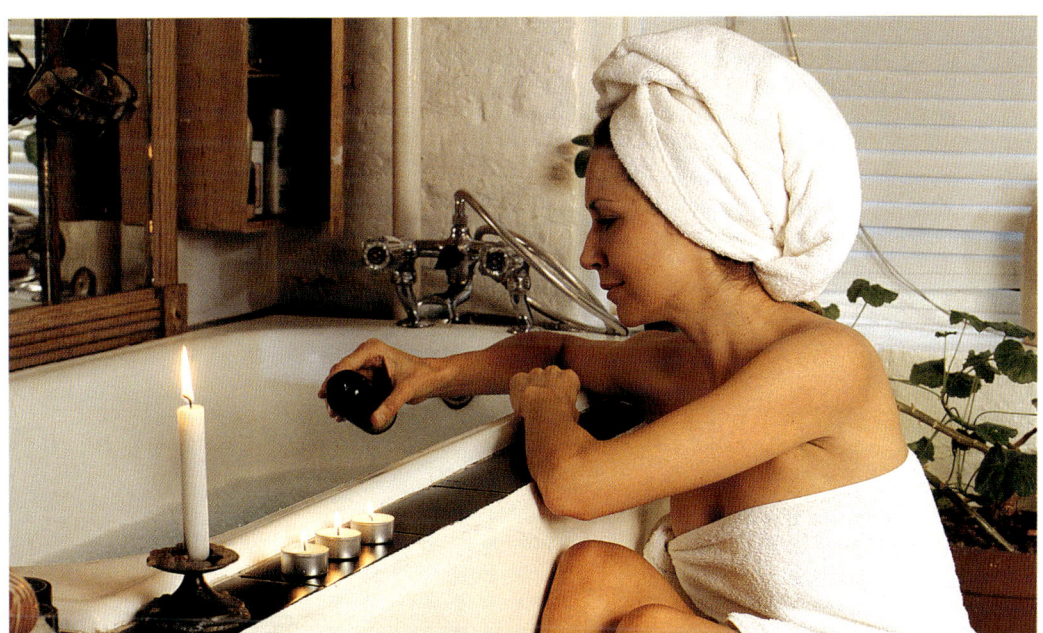

Sie können ätherische Öle auch zu Hause verwenden.

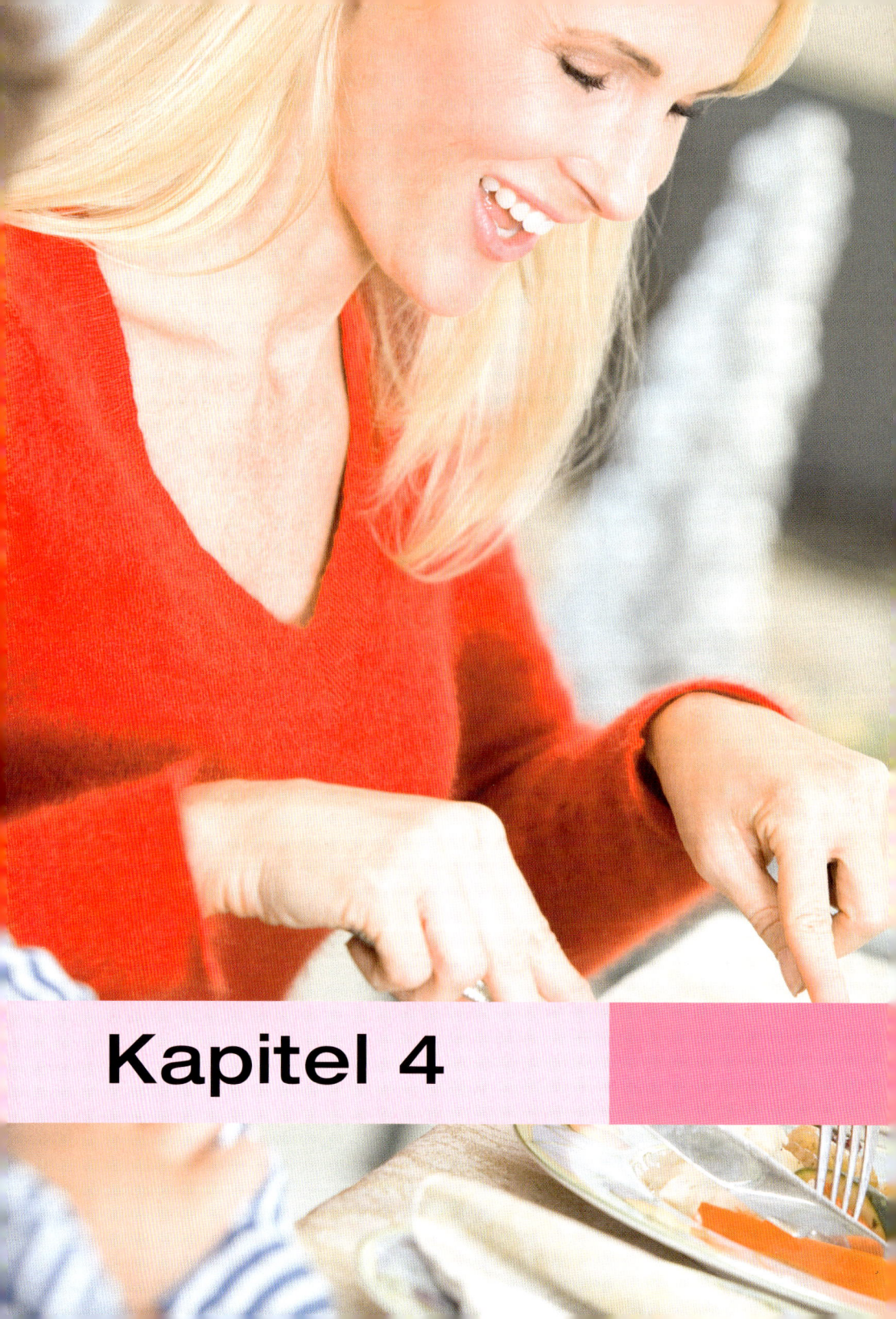

Kapitel 4

Ernährung

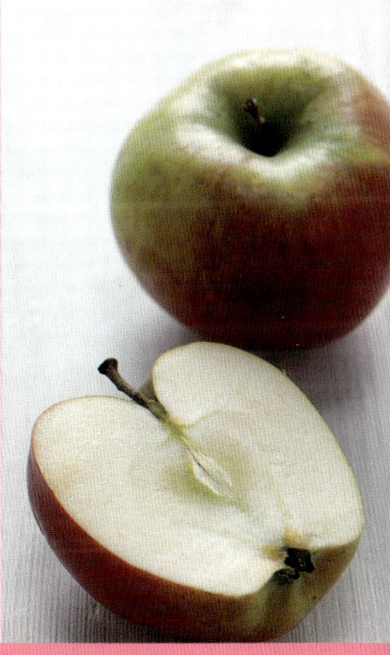

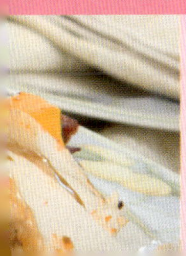

Ernährung und die Menopause

Um in und nach den Wechseljahren gesund und aktiv zu bleiben, sollte man darauf achten, was man isst. Wichtig ist eine ausgewogene Ernährung, die reich an Kohlenhydraten, Kalzium und pflanzlichem Östrogen ist und wenig gesättigte Fettsäuren und Zucker enthält. Das hält nicht nur schlank und fit, sondern wird auch die Beschwerden der Wechseljahre mindern. Haben Sie schon oft über eine Nahrungsumstellung nachgedacht? Dann ist jetzt der richtige Zeitpunkt, um zu handeln. Denn eine gute Ernährung nimmt nicht nur Einfluss auf die Länge des Lebens, sondern auch auf die Qualität.

Eine Frage des Gleichgewichts

Vielleicht glauben Sie, dass Sie einen gesunden Lebenswandel haben, für sich und Ihre Familie gut kochen? Dennoch stellen Sie plötzlich fest, dass Ihre Kleider nicht mehr passen. Dann hilft es, seine Ernährung einer Bilanz zu unterziehen. Sie müssen nicht all Ihre Essgewohnheiten auf einmal ändern.

Sie können auch weiterhin das trinken und essen, was Ihnen schmeckt. Aber versuchen Sie auch mal, etwas Neues auszuprobieren und schränken Sie weniger gesunde Nahrungsmittel ein.

Das Essen und die Getränke, die ich als Kind konsumiert habe, waren einfach, gesund und nährstoffreich. Ich erinnere mich an Vollkornbrot, Fleisch mit Kartoffeln und Gemüse, Milchreis und viel Milch. Heute spiegelt sich der weltweite Handel in unserem Essen wider: Pizza, Currygerichte, verschiedene Pastasorten, Soßen, Käse, Fleisch, Fisch, exotisches Gemüse und ausgefallene Früchte – all das stimuliert unsere Geschmacksnerven und leert den Geldbeutel. Theoretisch sind westliche Zivilisationen gut ernährt, und dennoch konsumieren Viele billiges, fettiges Essen und bewegen sich so gut wie gar nicht.

Doch auch wenn man sich gut ernährt, wird man dennoch verunsichert. Angesichts der Warnungen in den Medien über die Gefährlichkeit von bestimmten Nahrungsmitteln fällt es den Verbrauchern nicht leicht zu unterscheiden: Was ist jetzt Wahrheit und was ist Dichtung?

„Sag mir, was du isst, und ich sage dir, wer du bist."
Jean-Anthelme Brillat-Savarin, 1825

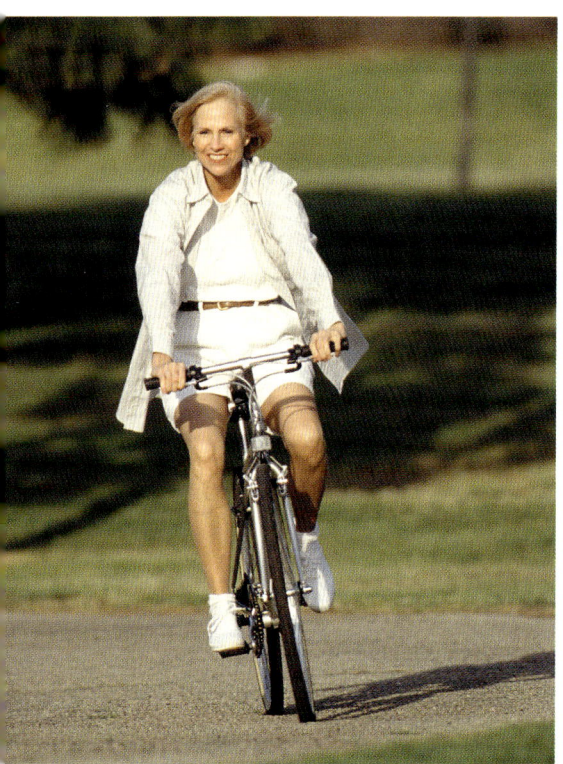

Fahrrad fahren im Grünen macht Spaß und eignet sich für jedes Alter.

Zurück zu den Anfängen

Schon im Bauch der Mutter braucht unser Körper Nährstoffe, damit er physisch, geistig und seelisch funktionieren kann. Und drei wesentliche Nährstoffe bestimmen die Entwicklung von der Kindheit an:

- Kohlenhydrate
- Eiweiße
- Fette

Kohlenhydrate

Kohlenhydrate sind die Hauptlieferanten für Energie. Sie sind in jedem Gemüse, in jeder Frucht, in Stärke und Getreide sowie – in reinster Form – in raffiniertem Zucker enthalten.

Es gibt zwei Arten von Kohlenhydraten: Einfach- und Mehrfachzucker. Mehrfachzucker müssen vom Verdauungstrakt erst in ihre einzelnen Bausteine zerlegt werden, bevor der Körper sie aufnehmen kann. Sie brauchen also längere Verdauungszeiten, gewährleisten daher aber eine beständige Versorgung mit Zucker und halten den Blutzuckerspiegel stabil. Einfachzucker hingegen sollten vermieden werden, denn sie gehen zwar sofort in den Körper über und lassen den Blutzuckerspiegel schnell steigen. Nach ein paar Stunden sinkt dieser jedoch wieder, die Energieversorgung lässt nach und man fühlt sich wieder hungrig.

Mehrfachzucker

Ist enthalten in:

- Getreide: Weizen, Roggen, Hafer, Reis, Gerste, Mais
- Bohnen: Linsen, Kidneybohnen und Kichererbsen
- Gemüse
- Fasern in Getreide, Bohnen und Gemüse

Einfachzucker

Ist enthalten in:

- Früchten
- Honig, weißem und braunem Zucker
- Energy-Drinks mit Fruchtzucker

Es mag Sie vielleicht überraschen, Früchte bei den Einfachzuckern zu finden. Früchte (und Honig) enthalten Fruktose (Fruchtzucker), die zu den Einfachzuckern zählt. Aber die Fasern, aus denen Früchte bestehen, gehören zu den Mehrfachzuckern und machen die Verdauung langsamer. Fruchtzucker ist dann zu empfehlen, wenn er mit Früchten aufgenommen wird, z. B. mit Äpfeln oder Pfirsichen. Von raffiniertem Fruchtzucker, wie er in weißem Puderzucker vorkommt, ist dagegen abzuraten.

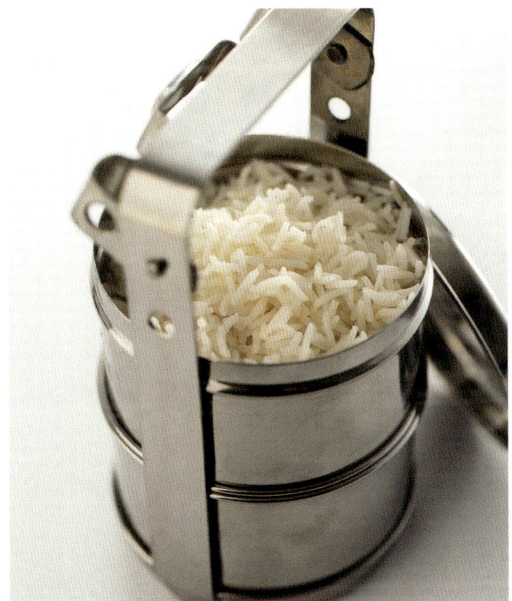

Gedünstete Speisen enthalten mehr Vitamine als herkömmlich gekochte.

Eiweiß

In Fleisch, Fisch, Geflügel, Eiern und Käse findet man die höchste Konzentration an Eiweiß. Aber auch Gemüse, Nüsse, Samen und Hülsenfrüchte wie z. B. Bohnen sind eiweißreich.

Fette

Es gibt immer noch viel Verwirrung und offene Fragen, was Fette in der Nahrung betrifft. Fett gilt als Übeltäter, der für Gewichtszunahme und einen trägen Stoffwechsel verantwortlich ist. Und jeder, der schon mal eine Diät gemacht hat, hat sich mit Fett auseinandergesetzt. Die folgenden Seiten sollen umfassend über Fett aufklären, sodass jeder selbst entscheiden kann, wie viel davon er in seine Nahrung integrieren will oder nicht.

Prostaglandine

Die nützlichen Prostaglandine sind hormonähnliche Substanzen, die im Körper aus Omega-3-Fettsäuren gebildet werden. Sie sind vor allem in der Menopause wichtig, da sie helfen, den Blutdruck zu senken sowie den Natrium- und Wasserhaushalt des Körpers zu regulieren.

Man unterscheidet bei Fett zwei Sorten: gesättigtes und ungesättigtes.

Gesättigte Fettsäuren

Sie kommen vor allem in Milchprodukten wie Käse, Eiscreme und Milch vor, aber auch in tropischen Ölen wie Palmkernöl und Kokosnussöl. Wer zu viele gesättigte Fettsäuren zu sich nimmt, legt sich Speckpolster zu. Und man sollte auch nicht vergessen, dass ein zu hoher Fettkonsum zum Verhärten der Arterien führen kann (s. S. 53).

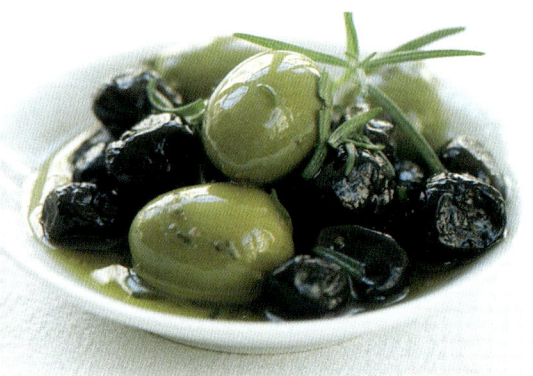

Oliven und Olivenöl sind eine hervorragende Quelle für die essenziellen Omega-3-Fettäuren.

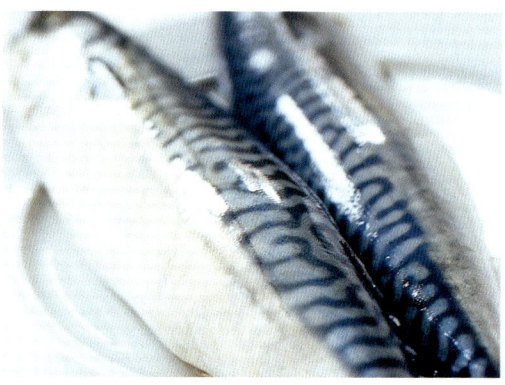

Das Öl von Seefisch, beispielsweise von der Makrele, kann Herzerkrankungen vorbeugen.

Nachtkerzenöl

Mit einer Doppelblindstudie, die auf sechs Monate angelegt war, wollte man 1994 die Wirksamkeit von Nachtkerzenöl testen. Dabei wurden auch Placebos eingesetzt. An der Studie nahmen 56 Frauen teil, die in den Wechseljahren waren und unter starken Hitzewallungen litten. Die Hälfte von ihnen nahm zweimal täglich vier Kapseln Nachtkerzenöl. Eine Analyse zeigte, dass Nachtkerzenöl keinen Vorteil gegenüber Placebos hatte, was die Linderung der Hitzewallungen betraf. Nachtschweiß hingegen konnte dadurch stark vermindert werden.

Ungesättigte Fettsäuren

Diese Gruppe der Fette enthält die sogenannten „essenziellen Fettsäuren" (EF). Sie sind unentbehrlich für unsere Gesundheit, da sie Bestandteil einer jeden menschlichen Zelle sind. Unser Körper braucht sie, um die Nervenzellen zu schützen, um Haut und Arterien weich und geschmeidig zu halten, um den Hormonhaushalt ins Gleichgewicht zu bringen und um den Körper warm zu halten. Ungesättigte Fettsäuren gibt es wiederum in zwei Formen: einfach ungesättigt, wie man es in Olivenöl findet, oder mehrfach ungesättigt wie z. B. in Sonnenblumenkernen oder Erdnüssen.

Innerhalb dieser Gruppe gibt es eine weitere Unterteilung in Omega-3- und Omega-6-Fettsäuren.

Omega-3-Fettsäuren

Die wichtigste Omega-3-Fettsäure ist die Alpha-Linolensäure. Sie kommt in Fischöl, Leinsamenöl, Walnüssen und dunkelgrünem Gemüse vor.

Omega-6-Fettsäuren

Die wichtigste Omega-6-Fettsäure ist die Linolen-Säure. Sie kommt in wildem Safran, Sesam- und Sonnenblumenöl vor und kann vom Körper, wie auch die Omega-3-Säure, nicht selbst hergestellt werden. Die Linolensäure wird vom Körper zu Gamma-Linolensäure (GLS) umgewandelt, man findet sie aber auch im Öl der Nachtkerze. Mit Nachtkerzenöl kann das Prämenstruelle Syndrom wirksam behandelt werden, es hilft aber auch gegen den Nachtschweis der Wechseljahre.

Essenzielle Fettsäuren finden sich auch in:

- kalt gepressten, unbehandelten Ölen wie Sesamöl und Sonnenblumenöl (eignen sich für das Salatdressing)
- nativem Olivenöl (eignet sich zum Kochen)
- ölhaltigen Fischen wie Makrelen und Sardinen
- Nüssen (Mandeln, Pekannüsse, Paranüsse) und Samen (Sesam, Kürbis, Sonnenblume)
- Butter (beim Kochen moderat verwenden)

Immer in Bewegung

Im Inneren unseres Körpers ist ständig Bewegung, denn der Stoffwechsel läuft die ganze Zeit. Der Körper als „Maschine" bewerkstelligt den Stoffwechsel vor allem mithilfe des Moleküls Glukose. Es ist die Hauptenergiequelle des Körpers. Alles was wir essen, wird durch das Verdauungssystem in Zucker aufgespalten. Die Glukose wird dann vom Darm in das Blut aufgenommen. Deshalb steigt bei jedem Menschen nach dem Essen der Zuckerspiegel im Blut an.

Der Blutzucker steigt

Wenn man einfache Kohlenhydrate isst, z. B. ein Stück Schokolade, steigt der Blutzucker schnell an und der Körper muss sofort eine Entscheidung treffen: Wie viel der bereitgestellten Energie soll gleich und unmittelbar verwendet werden, wie viel soll für die Zukunft aufgehoben werden?

Für diese Entscheidung benötigt der Körper das Hormon Insulin, das in der Bauchspeicheldrüse hergestellt wird und chemische Prozesse im Blut verwaltet. Steigt der Zucker im Blut, verwandelt Insulin einen Teil der Glukose in Glykogen. Das ist Stärke, die in der Leber und im Muskel gespeichert werden kann. Bei Bedarf kann diese dann sehr schnell wieder als Energie bereitgestellt werden.

Was aber passiert, wenn all diese Glykogen-Speicher schon voll sind und immer noch mehr Glukose im Blut vorhanden ist, als benötigt wird? In diesem Fall wandelt Insulin den Überschuss an Blutzucker in Triglyzeride um. Diese Moleküle werden als Fettreserven in die Speckpolster des Körpers eingebaut und erhöhen somit das Risiko für Herzerkrankungen und Diabetes.

Der Achterbahneffekt

Leider werden viele Zutaten, die sich in Kuchen, Schokolade oder Keksen befinden, raffiniert: Das heißt, das Mehl im Kuchen wird industriell weiterverarbeitet. Dabei wird dann die Kleie nicht mitgemahlen, sondern vorher ausrangiert. Auch die meisten Fasern werden so leider entfernt. Fasern können jedoch Wasser aufnehmen und fördern dadurch das Wachstum gesunder Bakterien im Darm. Durch diesen Vorgang wird der Stuhl fest, der Darm wird trainiert und bleibt gesund.

Isst man Nahrungsmittel, die aus veredelten Zutaten bestehen, steigt der Blutzuckerspiegel rapide an. Ein ähnlicher Effekt tritt ein, wenn wir stimulierende Nahrungsmittel zu uns nehmen wie z. B. Kaffee, Tee, Alkohol oder Schokolade.Dann fühlt man sich für kurze Zeit energiegeladen, aber eben nur für kurze Zeit. Denn bald sinkt der Blutzuckerspiegel wieder, da Einfachzucker nicht in der Lage sind, ihn stabil zu halten. Man wird müde, macht sich eine Tasse Kaffee, isst ein Stück Schokolade, der Blutzuckerspiegel steigt, alles beginnt von vorne. Doch auf die Dauer schadet dieser Achterbahneffekt, denn er erschöpft die Bauchspeicheldrüse. Diese ist dann nicht mehr in der Lage Insulin bereitzustellen. In der Folge zirkuliert zu viel Glukose im Blut, das weder in Energie noch in Körperfett umgewandelt werden kann.

Wenn man drei Stunden nichts gegessen hat, sinkt der Blutzuckerspiegel unter Normalniveau. Man bekommt Hunger und isst etwas Süßes. Zur selben Zeit bringen die Nebennierendrüsen die Leber dazu, mehr Glukose bereitzustellen. Beide Vorgänge treiben den Blutzuckerspiegel nach oben. Das wiederum animiert die Bauchspeicheldrüse, noch mehr Insulin zu produzieren, um damit den Zuckerspiegel senken zu können. Die Achterbahn startet erneut und die Nebennierendrüsen sind aufgrund der wiederholten Stimulation völlig erschöpft.

Warum ist ein stabiler Blutzuckerspiegel in den Wechseljahren so wichtig?

Es ist wichtig, den hier beschriebenen Achterbahneffekt zu vermeiden. Denn ein stabiler Blutzuckerspiegel sorgt vor, während und nach der Menopause für geistiges und körperliches Wohlbefinden. Er sorgt auch dafür, dass die Nebennierendrüsen optimal arbeiten können. Das ist in der Menopause besonders wichtig, denn die Drüsen wandeln Androstendion in Östron um, eine Hauptquelle für Östrogen nach der Menopause. Auch das Hormon Dehydroepiandrosteron wird von den Nebennieren produziert. Es verzögert möglicherweise das Altern. Daher ist es wichtig, dass die Nebennieren optimal arbeiten.

Da die Stabilität des Blutzuckerspiegels ein wichtiger Faktor in der Menopause ist, ist es auf jeden Fall sinnvoll, seine Ess- und Trinkgewohnheiten zu überprüfen und falls nötig zu ändern.

Der Blick gen Osten

In Japan, China oder Indonesien leiden Frauen so selten an Hitzewallungen, dass es in der jeweiligen Landessprache nicht einmal ein Wort dafür gibt. In Amerika hingegen leiden acht von zehn Frauen an sehr starken Hitzeschüben. Dieser Unterschied, so erklären es Experten, ist auf die Ernährung zurückzuführen. Das asiatische Essen enthält viel Soja, oder wie das in Japan der Fall ist, mineralstoffreichen Seefisch und frische Fischöle. Außerdem sind die Zutaten weniger industriell verarbeitet. Aber Japanerinnen haben nicht nur weniger Hitzewallungen, sie haben auch eine niedrigere Brustkrebsrate. Asiatinnen, die in den Westen ziehen und westliche Ernährungsgewohnheiten annehmen, entwickeln sehr schnell die uns bekannten Krankheiten.

Die China-Studie

1983 begann man, für die sogenannte „China-Studie" den Lebenswandel von 6500 erwachsenen Chinesen zu untersuchen. 100 Menschen aus den 65 Provinzen Chinas mussten 367 Fragen zu ihrer Ernährung, ihrem Lebenswandel und ihren Körpern beantworten. Es ist die bisher umfangreichste Studie über die Essgewohnheiten der Chinesen und dauerte zehn Jahre.

Die Studie wurde vom amerikanischen Krebs-Institut finanziert und konnte so nur in China durchgeführt werden. Nirgendwo gibt es eine genetisch so ähnliche Bevölkerung und nirgendwo so große regionale Unterschiede im Hinblick auf die Krankheiten, Ernährungsgewohnheiten und Umwelteinflüsse. Die Forscher verbrachten drei Tage in jedem Haushalt, machten Blut- und Urinproben und notierten, was und wie viel die Menschen aßen. Auch der Nährstoffgehalt des Essens wurde analysiert.

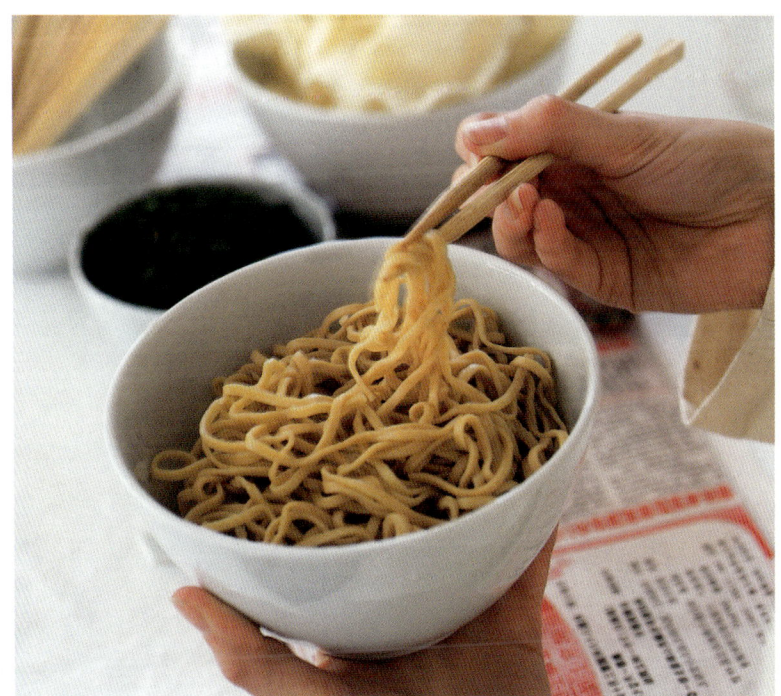

Asiatische Lebensmittel werden selten industriell raffiniert und veredelt.

Die 920-Seiten-Studie ist einzigartig und bis dato gültige Ernährungsgrundsätze gerieten durch sie ins Wanken. Hier einige der wichtigsten Erkenntnisse:

- Chinesen konsumieren 20 % mehr Kalorien als Amerikaner, Amerikaner sind aber 25 % schwerer. Chinesen nehmen dreimal mehr Stärke zu sich und nur ein Drittel Fett. Das ist als gesundheitlicher Faktor noch wichtiger, als Sport zu treiben.
- Der Cholesterinspiegel ist bei Chinesen viel niedriger als bei Amerikanern.
- Chinesen nehmen ein Drittel weniger Eiweiß zu sich als Amerikaner.
- Obwohl Chinesinnen im Vergleich zu den Amerikanerinnen nur halb so viel Kalzium zu sich nehmen, erkranken sie seltener an Osteoporose. Auch Milchprodukte essen die meisten Chinesinnen nicht. Sie beziehen ihr Kalzium aus pflanzlichen Lebensmitteln.

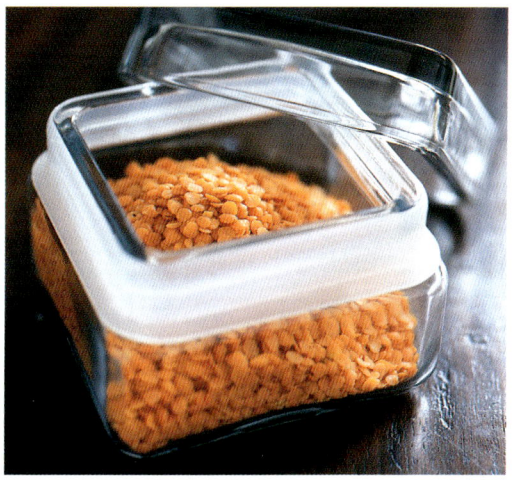

Hülsenfrüchte, z. B. Linsen, enthalten Phyto-Östrogene.

- Die Chinesen haben die niedrigste Sterblichkeitsrate bei Darmkrebs und die niedrigsten Cholesterinwerte.
- Auf jeden Herzinfarkt in China kommen 16 in den USA.
- Weibliche Krebsarten hängen mit der Ernährung zusammen. Mädchen, die in der Kindheit viel Eiweiß, Fett, Kalzium und Kalorien konsumieren, wachsen schneller. Außerdem haben sie ihre Periode früher. Das kann das Risiko für Unterleibs- und Brustkrebs erhöhen. Chinesinnen leiden selten an diesen Krebsarten und bekommen ihre Periode im Schnitt drei bis sechs Jahre später als Amerikanerinnen.
- Die Ernährung in China ist dreimal faserhaltiger als die westliche Ernährung, daher ist die Rate für Dickdarmkrebs dort auch sehr niedrig.
- Eisenmangel ist selten in China, obwohl dort viel mehr pflanzliche Nahrungsmittel und weniger Fleisch gegessen wird als im Westen. Ein erwachsener Chinese nimmt zweimal mehr Eisen zu sich als ein Amerikaner, denn der Großteil des Eisens kommt von Pflanzen.

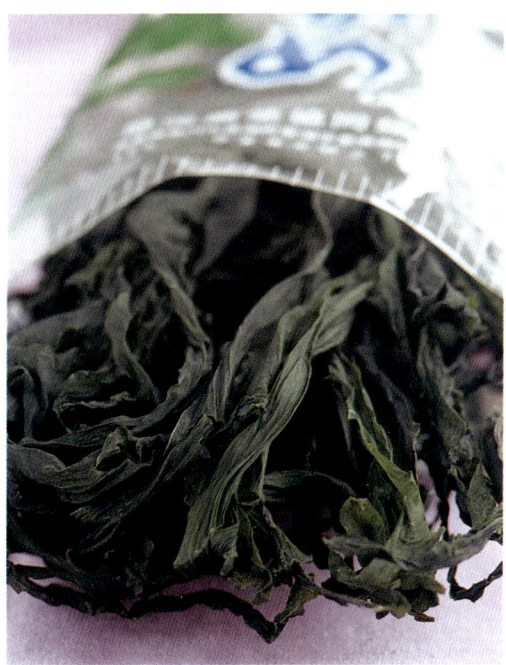

Japanisches Essen enthält viel mineralstoffreiches Seegras.

So-ja, so gut

Einige Pflanzen enthalten Substanzen, die den Hormonstatus beeinflussen können. Man nennt diese Substanzen Phyto-Östrogene. Sie kommen z. B. in Sojabohnen vor und machen dort 75 % des Eiweißes aus. Enzyme im Darm spalten sie dann in Verbindungen auf, die eine östrogene Wirkung haben können, obwohl es keine Hormone sind. Das von den Eierstöcken produzierte Östrogen (Östradiol) wirkt zwar stärker, dennoch scheint es, als könne Phyto-Östrogen das menschliche Östrogen nachahmen. Somit kann es auch helfen, Hormonschwankungen zu stabilisieren. Abhängig von ihrer Konzentration können Phyto-Östrogene entweder wie Hormone agieren oder diese bremsen. Sie bewirken das Gleiche wie beispielsweise Tamoxifen, ein Medikament gegen Brustkrebs. Es bindet sich an Östrogen-Rezeptoren und verhindert das Wachstum von Brustkrebs.

Nahrungsmittel, die Phyto-Östrogene enthalten, sind:

- Vollkorn (Weizen, Getreide und Hafer)
- Hülsenfrüchte (Kichererbsen, Mungobohnen, Linsen und Erbsen)
- Knoblauch
- Leinsamen
- Sonnenblumen- und Kürbiskerne
- Mandeln, Cashew- und Erdnüsse
- Radieschen
- Kartoffeln
- Fenchel
- Sellerie
- Petersilie
- Grüner Tee
- Papaya
- Rhabarber
- Äpfel

Am einfachsten integriert man Phyto-Östrogene in die Mahlzeiten mit Sojaprodukten, z. B.: Tofu, Miso, Sojamilch oder Sojamehl. Der tägliche Verzehr von 45 g Sojaeiweiß hilft, Hitzewallungen um 40 % zu reduzieren.

Isoflavone aus Rotklee

In kontrollierten Doppelblindstudien hat man herausgefunden, dass sich die Dehnbarkeit der Arterien durch den Verzehr von Rotklee verbessern ließ, denn er enthält Isoflavone. Den Rotklee aßen auch Frauen, die in der Prämenopause an Osteoporose litten. Dadurch wurde die Krankheit in 12 Monaten um die Hälfte reduziert.

Tabletten aus Soja-Extrakten

Für westliche Geschmäcker ist Soja gewöhnungsbedürftig. Wenn Sie den Geschmack als unangenehm empfinden, nehmen Sie zweimal täglich Tabletten aus Soja-Extrakten.

Eine Scheibe Glück

Vor 20 Jahren machte eine Frau aus Yorkshire, England eine Entdeckung, ohne auch nur zu ahnen, was sich daraus entwickeln würde. Nachdem man Linda Kearns die Gebärmutter und die Eierstöcke entfernt hatte, wurde ihr eine Hormonersatztherapie verschrieben. Sie nahm 13 Jahre lang Hormone, fühlte sich aber dennoch immer müde und erschöpft. Aus Angst vor Brustkrebs beschloss sie, die Hormone abzusetzen. Über Nacht traten Hitzewallungen und nächtliche Schweißausbrüche auf. Sie begann, sich mit alternativen Heilmethoden auseinanderzusetzen und entdeckte, dass man Hormone durch Nahrung ersetzen konnte, die reich an Phyto-Östrogenen ist. Das Problem war nur, dass einige Samen und Körner für sich ungenießbar waren, und so entschloss sich Linda, damit einen Kuchen zu backen.

Ausbleibende Hitzewallungen

Drei Wochen, nachdem sie begonnen hatte, den Kuchen zu essen, verschwanden die Beschwerden der Wechseljahre und die Lebensenergie kam zurück. Kein Wunder, dass man sie mit Bitten um das Rezept (siehe unten) überhäufte. Heute werden in einer Bäckerei in Yorkshire jeden Tag 2000 Stück dieser Kuchen gebacken. Wer täglich 100 g davon isst, nimmt genügend Phyto-Östrogene zu sich, um die Beschwerden der Wechseljahre zu lindern.

Rezept für Linda Kearns' Kuchen

Zutaten:
100 g Sojamehl, 100 g Vollkornmehl
100 g Haferflocken, 100 g Leinsamen
50 g Sonnenblumenkerne
50 g Sesam
50 g Kürbiskerne
50 g Mandeln
zwei geschnittene Ingwerstängel
200 g Rosinen
750 ml Sojamilch
1 EL Malzextrakt
½ TL Muskatnuss
½ TL Zimt
½ TL Ingwerknolle

1. Alle trockenen Zutaten in eine große Schüssel geben und mischen. Dann die Sojamilch und den Malzextrakt hinzufügen. Gut vermengen und eine halbe Stunde ruhen lassen (wenn die Mischung zu trocken ist, noch ein wenig Sojamilch hinzugeben).

2. Aus der Masse zwei Laibe formen und das Backblech mit Öl bestreichen. Backen Sie den Kuchen im Ofen bei 190 Grad ca. 1¼ Stunden lang (mit einem Spieß testen, ob er fertig ist). Herausnehmen und abkühlen lassen. Schmeckt am besten mit Butter. Essen Sie täglich eine Scheibe.

Achtung: Der Kuchen ist keine künstliche HET. Die Zutaten, die in ihm verarbeitet werden, enthalten natürliche pflanzliche Phyto-Östrogene.

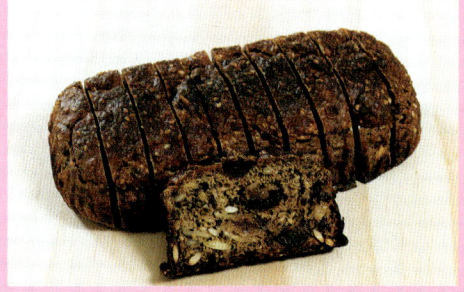

Gesundheit aus dem Regal

Überall, ob im Radio, Fernsehen, in der Zeitung oder im Internet, werden Sie auf Werbung stoßen, die Ihnen Nahrungsergänzungsmittel, seien es Vitamine oder Mineralien, anbieten. Die unterschiedlichsten Präparate, auch Kombinationen aus Vitaminen und Mineralien, werden Ihnen so angepriesen, nicht selten mit dem Hinweis, für spezielle Gruppen, z. B. für Frauen in der Menopause, besonders geeignet zu sein.

Die Pillen und Tabletten werden dabei oftmals ansprechend präsentiert und daneben sind komplizierte, neue, wissenschaftliche Erkenntnisse veröffentlicht. Und dann soll man sich entscheiden, welches dieser Präparate der Gesundheit nützt (wenn das überhaupt der Fall ist). Aber wichtig ist vor allem eines: zu wissen, was die unterschiedlichen Vitamine und Mineralien im Körper bewirken.

Vitamine:
- **Vitamin A:** für gesunde Haut, Augen, Knochen, Haare und Zähne
- **Vitamin D:** hilft bei der Aufnahme von Kalzium und Phosphor in den Körper, härtet Knochen und Zähne
- **Vitamin E:** schützt die roten Blutkörperchen, den Kreislauf und das Herz; als Antioxidant schützt es die Zellmembran, Fette und Vitamin A vor zerstörerischer Oxidation
- **Vitamin K:** ist vor allem für die Blutgerinnung zuständig und ist unverzichtbar bei der Bildung von Knochen
- **Vitamin C** (Ascorbinsäure): wichtig für die Erhaltung der Knochen, der Zähne, des Kollagens (macht 90 % der Knochengrundsubstanz aus) und der Blutgefäße. Da der Körper Vitamin C weder herstellen noch speichern kann, muss es ausreichend konsumiert werden.

Gruppe der B-Vitamine

Durch den Verzehr von vier Vitaminen der Gruppe B – B_1, B_2, B_3 und B_6 – werden Energien freigesetzt. Die Gruppe der B-Vitamine hat im Körper zahlreiche Aufgaben:

- **Vitamin B_1** (Thiamin) ist für einen normalen Appetit und die Gesundheit des Nervensystems zuständig.
- **Vitamin B_2** (Riboflavin) hält Haut und Augen gesund.
- **Vitamin B_3** (Nikotinsäure) unterstützt die Funktion der Haut und des Nervensystems und fördert die geistige Gesundheit.
- **Vitamin B_5** (Pantothensäure) bekämpft Infektionen und stärkt das Immunsystem.
- **Vitamin B_6** (Pyridoxin) spielt eine Rolle im Eiweiß- und Fettstoffwechsel und ist unersetzlich für die Funktion der roten Blutkörperchen.
- **Vitamin B_{12}** (Cobalamin) schützt vor perniziöser Anämie (Blutarmut) und hält das Nervensystem gesund.
- **Vitamin B_{17}** (Amygdalin) scheint vor Krebs zu schützen.

Rote Blutkörperchen
Rote Blutkörperchen fließen im Blut und bringen Sauerstoff in alle Bereiche des Körpers. Ein wichtiger Bestandteil der roten Blutkörperchen ist das Eiweiß Hämoglobin. Es hat die Aufgabe, Sauerstoff in der Lunge zu binden und in die kleinen Blutgefäße zu transportieren. Eisen ist für Hämoglobin unentbehrlich. Blutarmut ist die Folge eines Hämoglobinmangels.

Minerale

- **Kalzium** bildet und schützt Knochen und Zähne und unterstützt die Blutgerinnung.
- **Chrom** spaltet Zucker, sodass er vom Körper aufgenommen werden kann. Es hilft, den Blutdruck zu regulieren.
- **Eisen** fördert das Wachstum, stärkt das Immunsystem und ist unersetzlich für den Stoffwechsel und die Produktion von Hämoglobin.
- **Mangan** wird für die Struktur der Knochen, die Verdauung sowie die Hormonproduktion der Schilddrüse benötigt.
- **Magnesium** ist enorm wichtig für die Gesundheit der Knochen, wenn nicht sogar wichtiger als Kalzium (siehe Kasten). Der Körper braucht doppelt so viel Magnesium wie Kalzium, damit die biochemischen Prozesse während der Knochenbildung reibungslos laufen.
- **Phosphor** erhält die Gesundheit, härtet Knochen und Zähne und unterstützt die Nerven und Muskeln in ihrer Funktion.

Das fabelhafte Magnesium

60 % des körpereigenen Magnesiums ist in den Knochen gespeichert, vor allem in den Knochenbälkchen des Handgelenks, des Oberschenkels und der Wirbelsäule. Magnesium ist unverzichtbar für den Stoffwechsel von Kalzium und Vitamin C. Außerdem unterstützt es die Umwandlung von Vitamin D, das für die Aufnahme von Kalzium in den Körper nötig ist.

- **Kalium** reguliert den Wasserhaushalt, hilft dem Körper bei der Entgiftung und spielt eine Rolle für die Muskelfunktion.
- **Selen** ist ein Spurenelement, das man im Erdboden, in der Nahrung und im Körper findet. Es ist ein Antioxidant und kann den Alterungsprozess verlangsamen. Schilddrüsenhormone werden durch Selen aktiviert. Außerdem hält es die Leber gesund.
- **Schwefel** leistet bei bakteriellen Infektionen Beistand, steht der Leber zur Seite und spielt eine wichtige Rolle für Aminosäuren.
- **Natrium** fördert das Wachstum und unterstützt die Funktion der Muskeln und Nerven.
- **Zink** kommt in kleinen Mengen in Insulin vor und ist wichtig für die Kontrolle des Blutzuckers sowie für das Gehör und den Geschmack. Zudem spielt es eine Rolle für die Wundheilung und steht Vitamin D bei der Aufnahme von Kalzium in den Körper zur Seite.

Auf den Seiten 118 – 121 finden Sie eine Liste, die alle Nahrungsmittel aufzählt, in denen wichtige Vitamine und Mineralien enthalten sind. Sie können nun überprüfen, ob Sie mit Ihrer Nahrung den nötigen Bedarf abdecken oder ob Sie möglicherweise zusätzlich Nahrungsergänzungsmittel nehmen sollten.

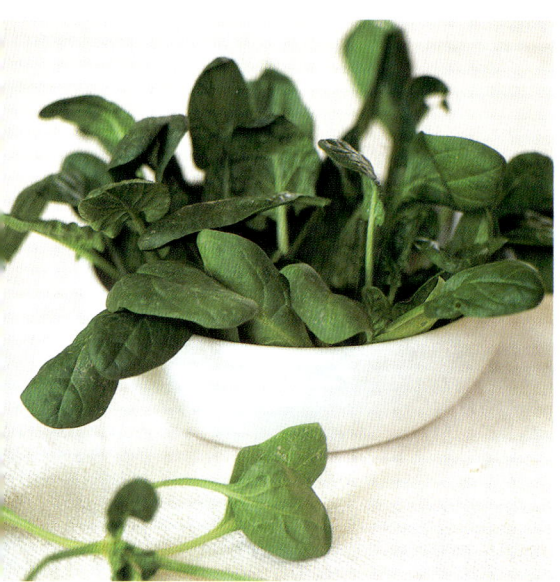

Spinat ist reich an Eisen und Vitamin K.

Kalzium als Nahrungs-ergänzungsmittel

Entscheidet man sich für eine Nahrungsergänzung mit Kalzium, sollte man das Etikett des Mittels genauer unter die Lupe nehmen. Kalziumkarbonat (auch als „Kalk" bezeichnet) ist das billigste und das am meisten vermarktete Nahrungsergänzungsmittel. Man sollte sich jedoch bewusst sein, dass Kalziumkarbonat ein anorganisches Mineral ist: Es kommt in Sedimentgesteinen vor, nicht jedoch in Pflanzen oder im Körper. Kalziumkarbonat kann das Risiko für Nierensteine erhöhen und wird vom Körper im Gegensatz zu Kalziumzitrat nicht besonders gut aufgenommen. Aber es gibt einen Test, der zeigt, ob das Ergänzungsmittel vom Körper gut aufgenommen wird: Legen Sie dazu das Ergänzungsmittel in ein Glas mit warmem Essig. Warten Sie 30 Minuten und rühren Sie gelegentlich um. Der warme Essig ähnelt den Bedingungen im Darm. Löst sich das Mittel nach 30 Minuten nicht auf, sollten Sie es nicht einnehmen.

Vernünftig ergänzen

Oftmals raten Ernährungswissenschaftler von Nahrungsergänzungsmitteln ab. Doch sie sind vor allem dann von Vorteil, wenn man weder Zeit noch Lust hat, nährstoffreiches Essen zu kochen. Außerdem häufen sich die Erkenntnisse, dass Nahrungsergänzungsmittel gerade in den Wechseljahren einen positiven Effekt bewirken.

Fettsäuren

Die nächste große Gruppe an Nahrungsergänzungsmitteln neben den Vitamin- und Mineralpräparaten ist die der essenziellen Fettsäuren. Wie in diesem Kapitel bereits angesprochen, sind sie unverzichtbar für die menschliche Zelle. Der Körper braucht sie, um ...

- die Nervenzellen zu schützen,
- Haut und Arterien geschmeidig zu halten,
- den Hormonhaushalt im Gleichgewicht zu halten und
- die Körperwärme zu halten.

Leinsamen enthalten beispielsweise viele Omega-3-Fettsäuren. Leinsamenöl gibt es im Handel entweder in Kapselform oder als Pulver zu kaufen.

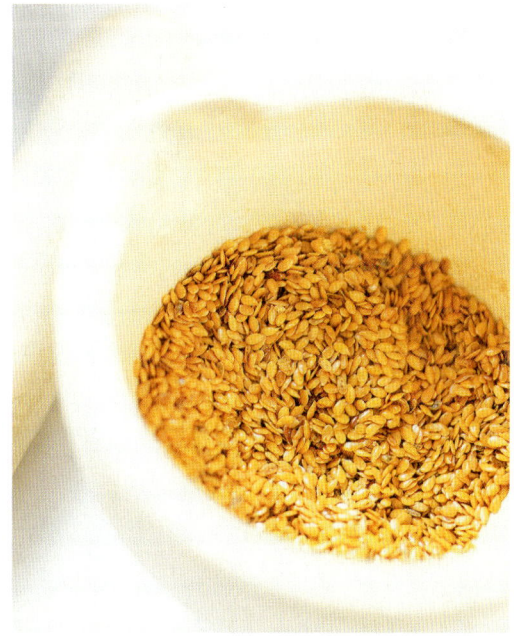

Leinsamen können als Samen oder als Öl in Kapsel- bzw. Pulverform gekauft werden.

Fit durch Ernährung

Versuchen Sie, hochwertige Nahrungsmittel
zu kaufen und zu essen:

- Früchte und Gemüse – reichlich
- Vollkorn und Getreide – in Maßen
- Bohnen, Erbsen und Linsen – oft
- Fett und Nahrung, die reich ist an
  Eiweiß, Fett oder Zucker – selten

Die folgenden Nahrungsmittel sind alle
reich an Vitaminen und Mineralien.

Früchte

Ananas: Vitamin C
Apfel: Eisen, Mangan, Vitamin A, B_1, B_2, B_3,
    B_{17}, C, D und E
Aprikose: Natrium, Zink, Vitamin B_{17}
Avocado: Mangan, Vitamin B, C und E
Banane: Kalium, Chrom, Vitamin B und C
Brombeere: Vitamin B, C und E
Dattel: Natrium, Vitamin B

Erdbeere: Natrium, Schwefel, Vitamin B und C
Feige: Natrium, Schwefel, Vitamin B und C
Grapefruit: Kalium, Phosphor, Vitamin B und C
Guave: Vitamin C
Himbeere: Natrium, Schwefel, Vitamin B, C und E
Kirsche: Vitamin B und C
Kiwi: Vitamin C
Mandarine: Vitamin B und C
Mango: Vitamin B und C
Melone: Vitamin C
Nektarine: Zink, Vitamin B_{17}
Olive: Natrium
Orange: Magnesium, Vitamin C
Papaya: Vitamin A, B_1, B_3 und B_5
Passionsfrucht: Vitamin B und C
Pfirsich: Mangan, Vitamin B und C
Pflaume: Eisen, Vitamin B_{17} und C
Preiselbeeren: Vitamin C
Quitte: Eisen, Vitamin B und C
Rhabarber: Vitamin B, C und E

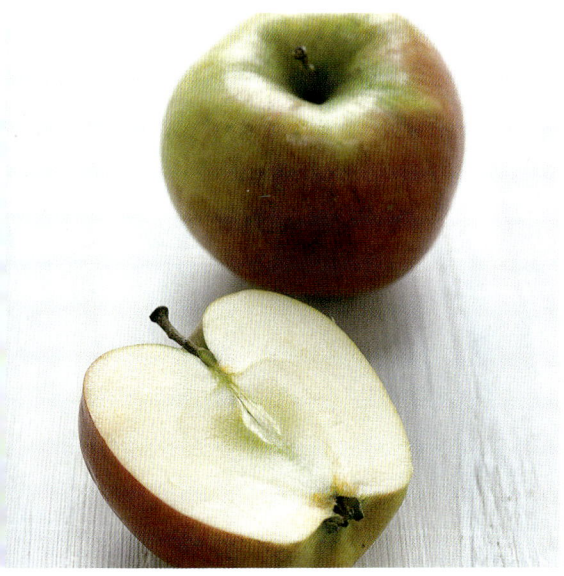

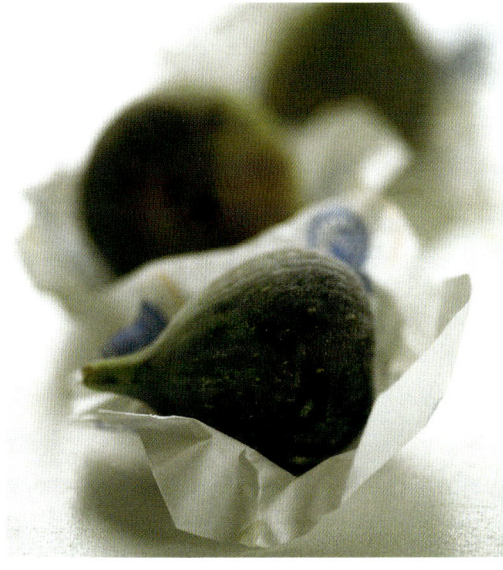

Stachelbeere: Vitamin B, C und E
Tomate: Kalium, Vitamin B, C und E
Uglifrucht (eine Zitrusfrucht, die aus Jamaika stammt, eine Kreuzung aus Grapefruit und Mandarine): Kalium, Phosphor, Magnesium, Vitamin C
Weintraube: Eisen, Vitamin B, C und E
Zitrone: Vitamin B und C

Gemüse

Artischocke: Kalium, Vitamin A, B und C
Aubergine: Magnesium, Phosphor, Vitamin B
Blattgemüse: Eisen, Vitamin B_2 und C
Blumenkohl: Kalium, Vitamin B, C und E
Bohne: Vitamin B_{12}
Brokkoli: Selen, Vitamin E
Brunnenkresse: Vitamin B_3, C und D
Champignon: Vitamin C und E
Erbse: Kalzium, Vitamin B und C
Frühlingszwiebel: Vitamin C
Grünkohl: Kalzium, Phosphor, Kalium, Schwefel und Vitamin A
Hokkaidokürbis: Eisen, Zink,, Vitamin B und C
Kartoffel: Kalzium, Chrom, Schwefel, Vitamin C

Knoblauch: Schwefel, Vitamin A, B_1, B_2, B_3, B_5 und C
Möhre: Schwefel, Vitamin A, B und C
Okra (eine afrikanische Pflanze, auch „Gumbo" genannt): Magnesium, Schwefel, Vitamin B und C
Paprika: Vitamin B und C
Pastinake (Wurzelgemüse): Schwefel, Vitamin B, C und E
Petersilie: Vitamin A, B_3, B_5 und E
Radieschen: Kalium, Vitamin C
Rosenkohl: Schwefel, Vitamin C
Rote Bete: Vitamin C
Rotkohl: Magnesium, Vitamin B und C
Spargel: Kalium, Vitamin A, B, C und E
Speisekürbis: Eisen, Phosphor
Spinat: Kalzium, Eisen, Chrom, Vitamin B, E und K
Spitzwegerich: Vitamin B und C
Weißkohl: Vitamin B und C
Wirsing: Vitamin B, C und E
Yams (Süßkartoffel): Vitamin A, B und C
Zucchini: Vitamin B und E
Zuckermais: Vitamin B und E
Zwiebel: Selen, Schwefel, Vitamin B_3 und C

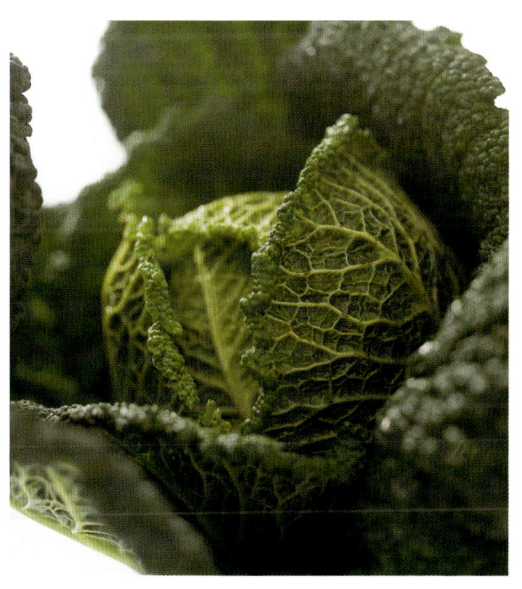

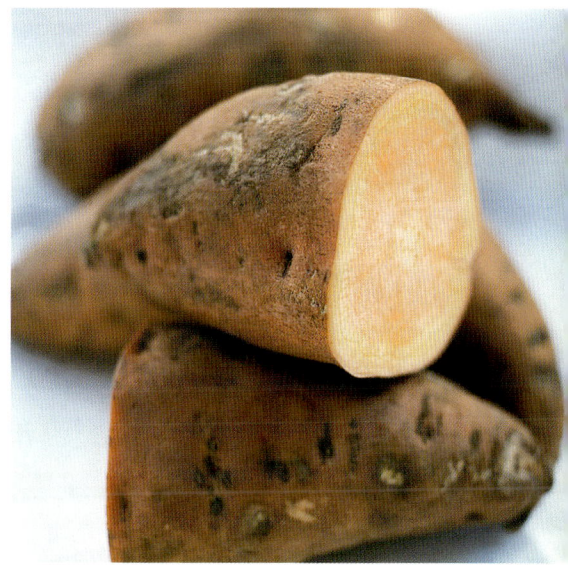

Milchprodukte

Butter: gelegentlich genießen
Sahne: widerstehen!
Eier: Schwefel (Eigelb), Kalium, Zink,
   Vitamin B_2, B_{12} und E
Joghurt: Vitamine A, B, D und E
Käse: Vitamin B_2, in Maßen genießen
Milch: Kalzium, Vitamin B_{12} und D

Fleisch, Fisch und Meeresfrüchte

Auster: Zink, Vitamin B
Hering: Vitamin B_2 und D
Lachs: Kalzium, Vitamin B_2 und D
Thunfisch: Phosphor, Selen, Vitamin B_2 und D
Venusmuschel: Phosphor, Selen

Bohnen

Kichererbse: Vitamin C und E
Sojabohne: Kalzium, Kalium
Sojamehl: Vitamin B

Körner

Kürbiskerne: Eisen, Zink, Vitamin B und C
Sesam: Kalzium, Phosphor, Vitamin B_1
Sonnenblumenkerne: Vitamin B_1

Nüsse

Cashew: Magnesium, Vitamin B und E
Erdnuss: Vitamin B_1 und E
Haselnuss: Vitamin B und E
Kokosnuss: Schwefel, Vitamin B, C und E
Mandel: Kalzium, Magnesium, Vitamin B_2 und E
Marone: Kalium, Vitamin B und C
Parannuss: Eisen, Phosphor, Vitamin B und E
Pekanuss: Vitamin B und C
Pinienkern: Vitamin B
Pistazie: Vitamin B
Walnuss: Eisen, Magnesium, Vitamin B, C und E

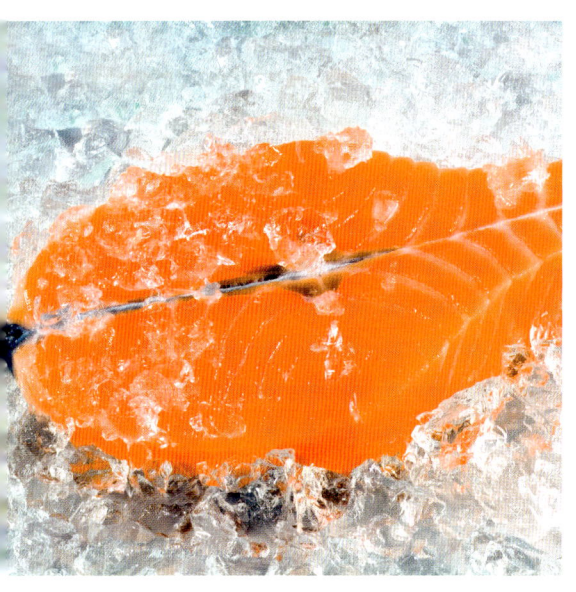
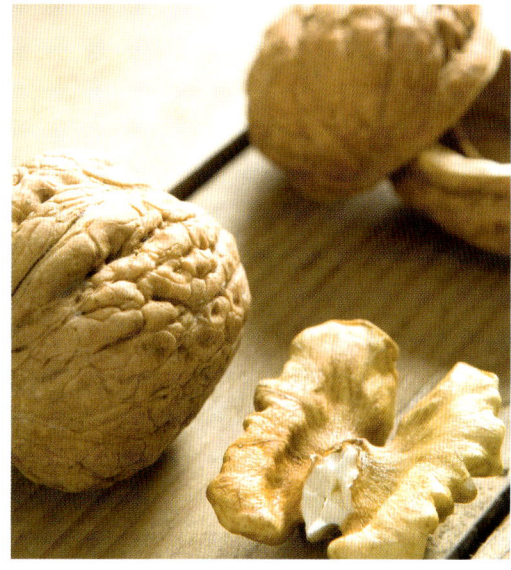

Backwaren:

Brot: Der Stoff des Lebens; Weißbrot sollte nur gelegentlich gegessen werden, da es Zucker und Dextrose oder Zusatzstoffe enthalten kann. Ein guter Zusatzstoff ist z. B. Ascorbinsäure, also reines Vitamin C.

Roggenbrot: Vitamin A, B_1, B_2, B_3, B_5, B_{12}, E und Mangan

Vollkornbrot: Chrom und Mangan

Getreidesorten

Achten Sie auf die deklarierten Inhaltsstoffe, manchmal ist Zucker enthalten.

Hafer: Magnesium, Natrium, Vitamin B_1

Kleie: Selen, Phosphor, Eisen, Vitamin B_1

Reis: Eisen, Magnesium, Phosphor, Vitamin B_1

Weizen: Zink, Magnesium, Vitamin B_1 und E

Getränke

Champagner: genießen Sie ihn

Kaffee: reduzieren

Kakao: Zink, Vitamin B und E

Tee: Mangan, Vitamin B und C

Wasser: trinken Sie 8 Gläser täglich

Wein: Vitamin B in Rotwein ist gut für das Herz

Süßigkeiten und Snacks

Dänisches Blätterteiggebäck: widerstehen!

Eiscreme: Kalzium

Erdnussbutter: Vitamin B, C und E

Honig: Kalzium

Kartoffelchips: Vitamin B, C und E

Kuchen: widerstehen!

Marmelade: Vitamin C

Plätzchen: essen Sie nicht zu viel davon; sie enthalten viel raffinierten Zucker.

Schokolade: gönnen Sie sich Schokolade nur ab und zu!

Zucker: raffinierter Zucker enthält keine Vitamine, brauner Rohrzucker enthält Vitamin B

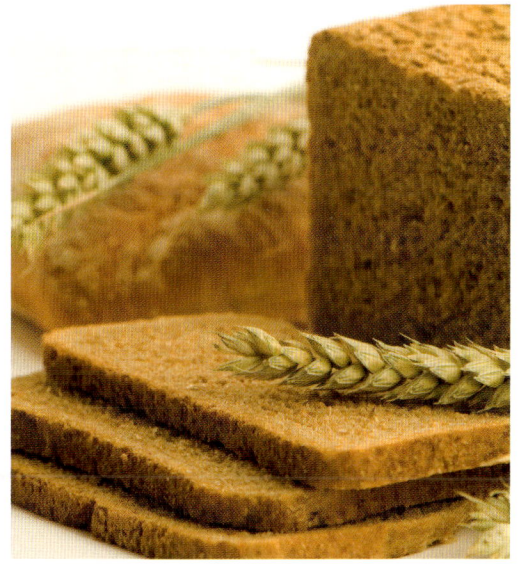

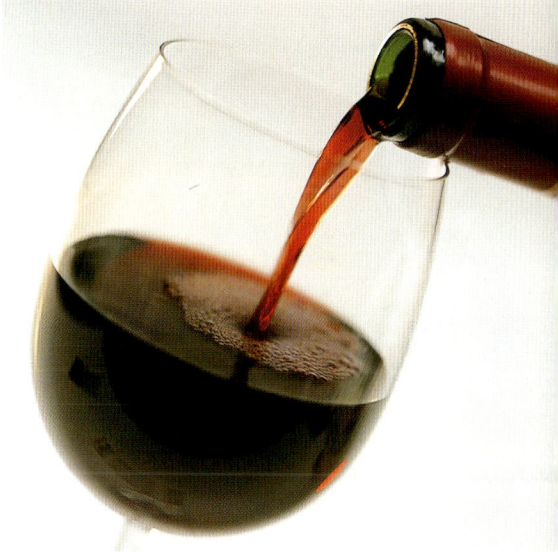

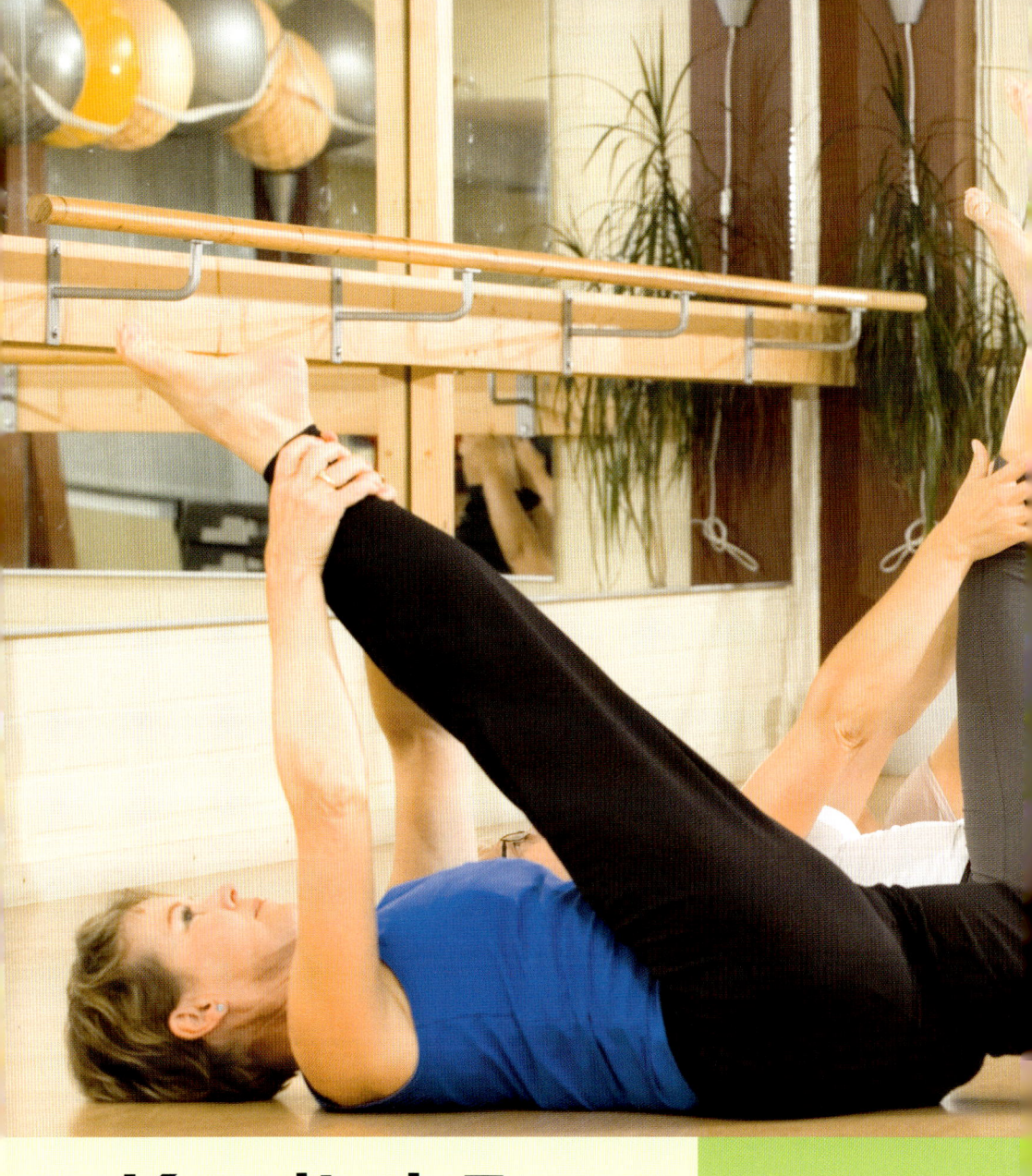

Kapitel 5

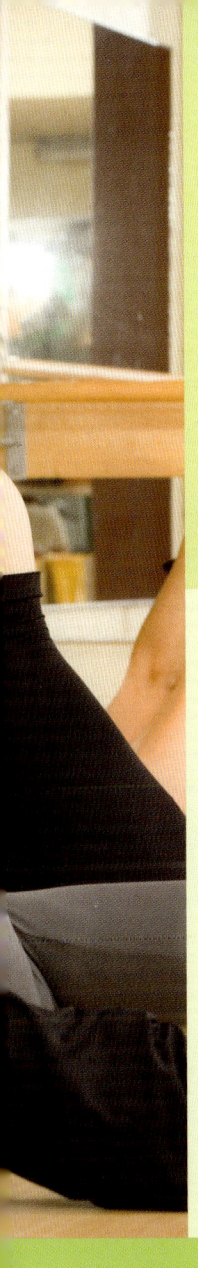

Sport

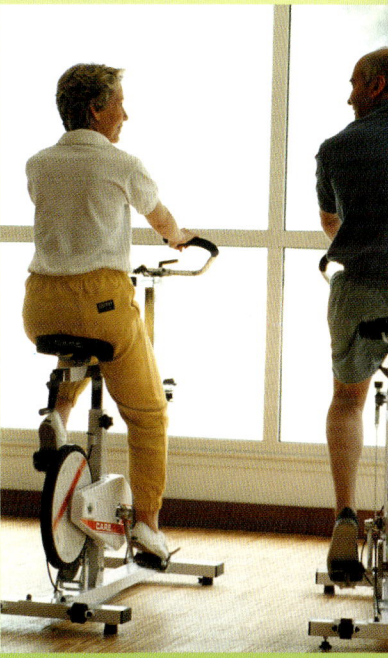

Bewegen Sie sich!

Dass regelmäßige körperliche Bewegung wichtig ist, ist schon lange bekannt. Sport regt den Stoffwechsel an, wodurch Kalorien schneller verbrannt werden, sogar noch einige Zeit nach dem Training. Sport hilft aber nicht nur, das Gewicht zu halten, regelmäßige Bewegung hat einen Rundum-Effekt auf den ganzen Körper. Der Darm ist leistungsfähiger und kann die Abfallprodukte des Körpers besser abtransportieren.

Weitere positive Effekte von regelmäßiger Bewegung:

- Das Lymph- und Immunsystem wird gestärkt und der Körper kann zudem den Blutzuckerspiegel besser ausbalancieren.
- Die Knochendichte bleibt erhalten.
- Die Muskelmasse bleibt erhalten.
- Der Stoffwechsel wird angeregt, dadurch werden Fett und Kalorien verbrannt.
- Stress wird abgebaut.
- Die Beschwerden der Wechseljahre wie z. B. Hitzewallungen werden gelindert.
- Rauchern hilft sie, von der Zigarette loszukommen.
- Das Immunsystem wird gestärkt, die Anfälligkeit für Grippe und Erkältungen wird gesenkt.
- Beweglichkeit und Agilität bleiben auch im Alter erhalten.

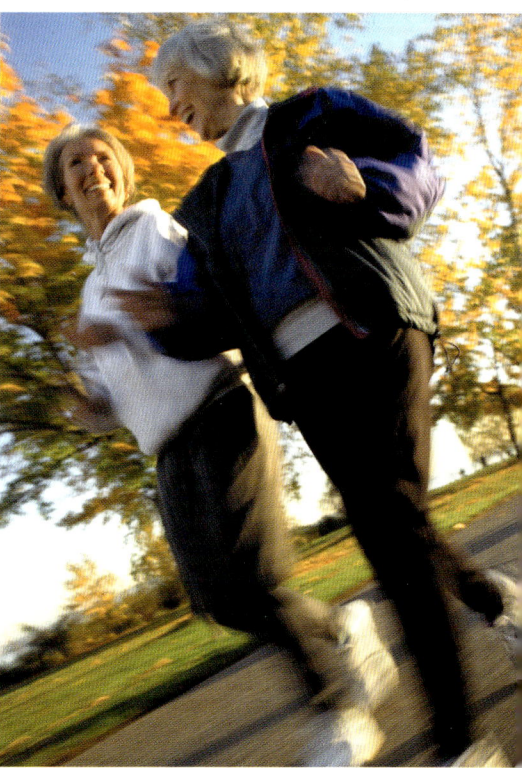

Gemeinsam Sport zu machen, kann motivierender sein.

Kalorien zählen

Wie viele Kalorien werden beim täglichen Sport verbrannt? So viel kann man in 20 Minuten verbrauchen:

Tätigkeit:	Kalorienverbrauch:
Bügeln	20
Hausarbeit	60
den Garten umgraben	100
Treppen hinaufgehen	120
Treppen hinauflaufen	200

Endorphine

Endorphine sind Hormone, die vom Gehirn ausgeschüttet werden. Sie bewirken, dass wir uns glücklicher, beruhigter und zufriedener fühlen.

Ein gesundes Herz

Regelmäßiges Ausdauertraining hält das Herz gesund. Forschungen zeigten, dass die Arterien beweglicher bleiben und der Cholesterinspiegel gesenkt wird. Besonders gut sind Sportarten, bei denen der Körper mit ausreichend Sauerstoff versorgt wird, sodass der Puls ansteigt. Zu solchen, sogenannten „aeroben" Aktivitäten zählen Schwimmen, rasches Gehen, Joggen oder Fahrradfahren. Empfohlen wird ein Training von 30 Minuten dreimal die Woche. Beginnen Sie langsam und steigern Sie sich dann.

Halten Sie Ihren Blutdruck im Gleichgewicht

Wer fünfmal die Woche eine Stunde zügig geht, hilft seinem Blutdruck, im Gleichgewicht zu bleiben. Doch auch wer nicht die Zeit hat, täglich eine Stunde Sport zu machen, kann in seinen Alltag kleine sportliche Bewegungen integrieren: So kann man z. B. die Treppe nehmen anstelle des Aufzugs, das Fahrrad anstelle des Busses oder einfach laufen anstatt mit dem Auto zu fahren.

Stärken Sie Knochen und Muskeln

Knochen und Muskeln brauchen Belastung, um die Knochendichte zu fördern. Folgende Sportarten sind zu empfehlen:

* Seilspringen
* Aerobic
* Tennis
* Joggen
* schonendes Krafttraining

Trainieren Sie Ihren Geist

Regelmäßiger Sport trainiert auch den Geist. Dabei schüttet das Gehirn Endorphine aus, die sogenannten „Glückshormone". Diese Endorphine heben unsere Stimmung.

Schwimmen und Joggen helfen Ihnen, die innere Ruhe wiederzufinden. Beim Tanzen hingegen bessert sich nicht nur die Laune, es vetreibt auch depressive Verstimmungen, gerade wenn man eine schwierige Menopause durchlebt.

Der innere Antrieb

Wer ein Fitness-Studio besucht, kann die Qualität seines Lebens verbessern – oder auch nicht.

Hohe Mitgliederbeiträge, der erforderliche Kauf der richtigen Sportbekleidung oder einfach die Angst, sich vor Fremden bloßzustellen – das kann einen verunsichern und vom Besuch eines Fitness-Studios abhalten. Schnell fühlt man sich unwohl und verliert dabei die Lust, etwas Neues auszuprobieren. Aber viele Fitness- und Sportzentren haben ein großes und vielfältiges Angebot – von Salsa über Bauchtanz bis hin zu Kickboxen und Klettern ist alles dabei. Man sollte sich also die Zeit nehmen und einmal testen, was einem gefällt.

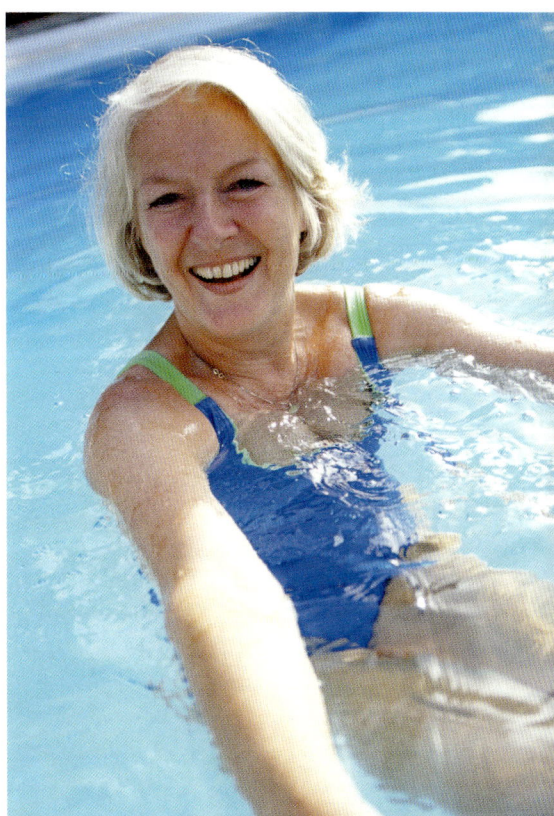

Schwimmen macht Spaß und Sie tun ganz nebenbei etwas für Ihren Körper.

Beinschwung

Diese Übung verbessert die Beweglichkeit und fördert die Durchblutung. Wenn es für Ihre Knie angenehmer ist, dann legen Sie zusätzlich eine Unterlage auf den Boden.

Beinschwung

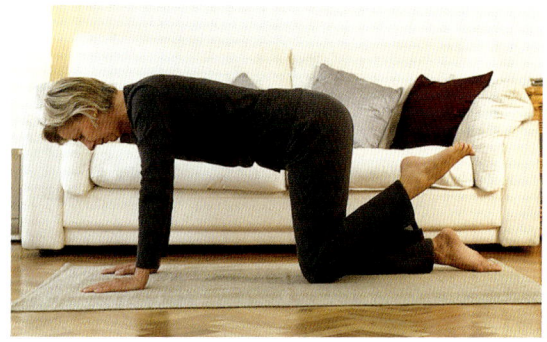

1 Gehen Sie auf alle Viere. Man kann diese Übung auch mit einem Gewicht durchführen. Platzieren Sie es in Ihrer linken Kniekehle. Heben Sie Ihre Wade langsam, um das Gewicht zu halten.

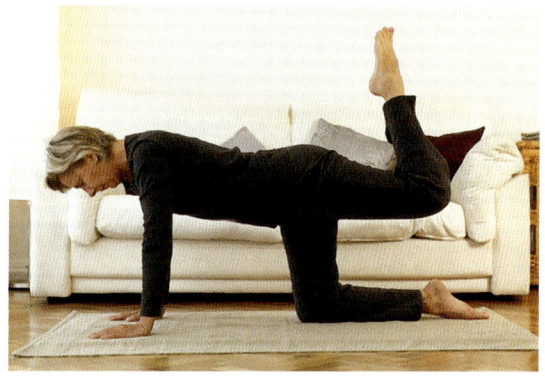

2 Heben Sie das Bein so hoch, dass Oberschenkel und Wirbelsäule eine Gerade bilden. Der rechte Fuß zeigt zur Decke.

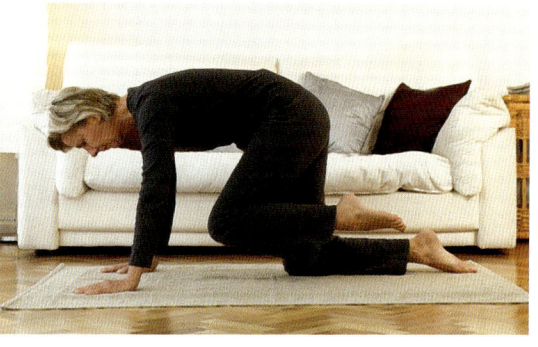

3 Schwingen Sie nun das Bein nach unten bis unter Ihren Bauch. Kehren Sie dann in die Ausgangsposition zurück und setzen Sie das Bein ab. Wiederholen Sie diese Übung mit dem anderen Bein.

Laufen auf allen Vieren

Bei dieser Bewegung wird viel Druck auf die Handgelenke, Ellbogen und Knochen ausgeübt. Lassen Sie den Kopf nicht herunterhängen, damit Sie Ihre Wirbelsäule gerade halten können.

Laufen auf allen Vieren

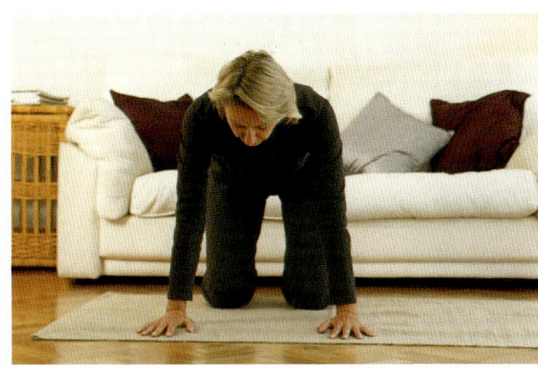

1 Gehen Sie auf alle Viere. Halten Sie Ihren Rücken gerade.

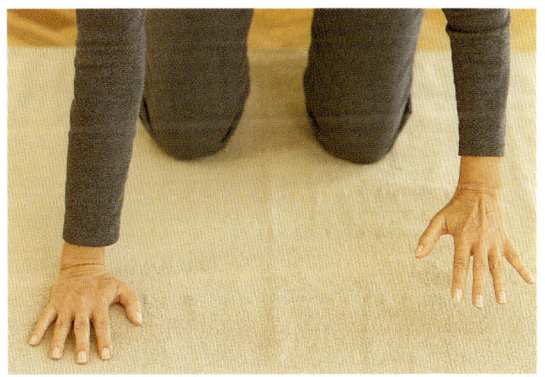

2 Halten Sie Knie und Füße ruhig und laufen Sie langsam nur mit Ihren Händen nach vorne, bis Sie merken, dass der Oberkörper einen Großteil Ihres Gewichts trägt. Achten Sie jedoch darauf, den Rücken gerade zu halten.

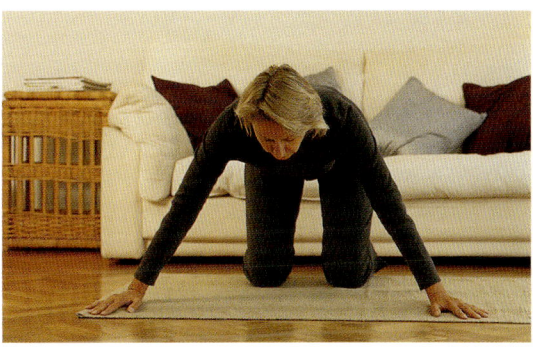

3 Diese Übung stärkt die Arme: Laufen Sie nun mit den Händen nach außen und dann wieder nach innen. Jetzt laufen Sie wieder zurück in die Ausgangsposition aus Schritt 1. Wiederholen Sie die Übung ein paar Mal.

Die richtige Haltung

Als Kinder haben wir eine ganz natürliche Haltung. Doch je älter wir werden, desto mehr spiegelt der Körper die (An-)Spannungen wider, denen wir ausgesetzt sind. Schnell gewöhnt man sich das lässige Lümmeln in gemütlichen Sesseln an oder erstarrt im pausenlosen gebeugten Herumsitzen vor dem Computer. Es gibt aber auch Berufe, die langes Stehen oder die ständige Wiederholung ein und derselben Bewegung erfordern. All das kann für unseren Körper Stress bedeuten.

Wir nehmen täglich falsche Haltungen ein, ohne dass wir es bemerken. Das beeinträchtigt andere Körperfunktionen und hemmt unsere Energie. Es gibt jedoch auch Haltungsstörungen, die mit seelischen Problemen einhergehen – man trägt also sein Schicksal im wahrsten Sinne des Wortes „auf den Schultern".

Ein Haltungsschaden, der jedoch durch spezielle Übungen korrigiert werden kann, ist der Buckel. Dabei ist der obere Teil der Wirbelsäule verkrümmt. Diese Verkrümmung wird manchmal mit Osteoporose in Zusammenhang gebracht und ist häufig bei Frauen in der Postmenopause zu beobachten.

Bei einem Buckel kann Pilates Abhilfe schaffen. Die Sportart Pilates wurde nach Ihrem Erfinder Joseph Pilates benannt. Der Deutsche war nicht nur Fitnesstrainer, sondern auch Boxer, Wrestler und Skifahrer. Pilates basiert auf dem Glauben, dass körperliche Bewegungen vor allem dann nützlich sind, wenn sie bewusst und willentlich ausgeführt werden. Egal ob man geht, sitzt, sich dreht oder dehnt, immer sollte man sich der Bewegung, die man ausführt, bewusst sein.

Pilates unterscheidet sich von anderen Sportarten durch seinen ganzheitlichen Anspruch. Geist und Körper werden so miteinander verbunden, dass sich ein harmonisches Gleichgewicht einstellt. Pilates zielt ab auf ...

- die Verlängerung der kurzen Muskeln und die Stärkung der schwachen Muskeln.
- die Verbesserung der Bewegungsqualität.
- die Verbesserung der Stützmuskulatur, denn sie kann dem Körper Halt geben.
- die Konzentration auf die korrekte Atmung während der Übungen.
- das Verstehen und Verbessern der körperlichen Funktionsweise.
- geistige Entspannung.

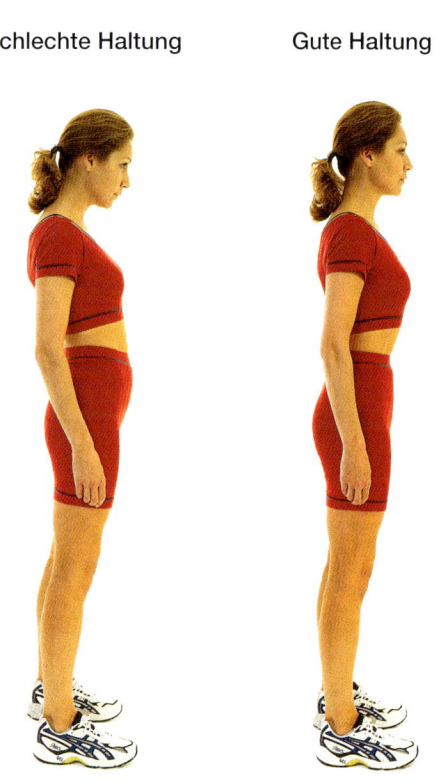

Schlechte Haltung   Gute Haltung

Eine gute Körperhaltung hat nicht nur etwas mit einem geraden Rücken zu tun. Sie gewährleistet auch das Gleichgewicht zwischen den einzelnen Körpergliedern und ermöglicht so fließende Bewegungen, z. B. beim Gehen.

Das Bewusstsein um die eigene Körperhaltung hilft auch, normalerweise unbewusst ablaufende Bewegungen wie das Stehen, Sitzen und Liegen auszubalancieren und zu kontrollieren.

Stehen

Wenn Sie Leute beobachten, sei es an der Bushaltestelle oder an der Kasse im Supermarkt, werden Sie merken, dass Viele nicht wissen, was sie mit ihrem Körper anfangen sollen. Sie verlagern das Gewicht auf ein Bein, knicken das andere ab, wenig später verlagern sie das Gewicht wieder und belasten diesmal das andere Bein. Bei diesem Versuch, gerade zu stehen, werden die Knie belastet, das Becken nach vorne gedrückt und der Oberkörper fällt ins Hohlkreuz. Und erst die Arme! Was soll man bloß damit machen? Sie werden vor dem Körper verschränkt, in die Hüfte gestemmt oder die Hände werden hinter dem Rücken gefaltet. Es ist, als hätten Viele in Bezug auf den eigenen Körper keinen Sinn für die Schwerkraft. Würden sie diese finden, würden sie den Körper besser und ruhiger im Gleichgewicht halten.

So stehen Sie richtig:
* Stellen Sie die Füße in Hüftbreite auf den Boden.
* Beide Beine müssen gerade nach vorne zeigen.
* Strecken Sie Ihre Beine durch, lassen Sie dabei aber die Kniegelenke locker.
* Lassen Sie die Arme locker am Körper herabhängen.
* Spüren Sie, wie Ihre Füße Ihr Gewicht tragen.
* Lehnen Sie sich nicht so weit zurück, dass die Fersen das Gewicht tragen.

Bei dieser ruhigen Haltung entspannen die Muskeln und das eigene Gleichgewicht wird auf die Mitte konzentriert. Hat man sich einmal an diese Haltung gewöhnt, wird man weniger schnell ermüden, man fühlt sich größer und ist allgemein entspannter.

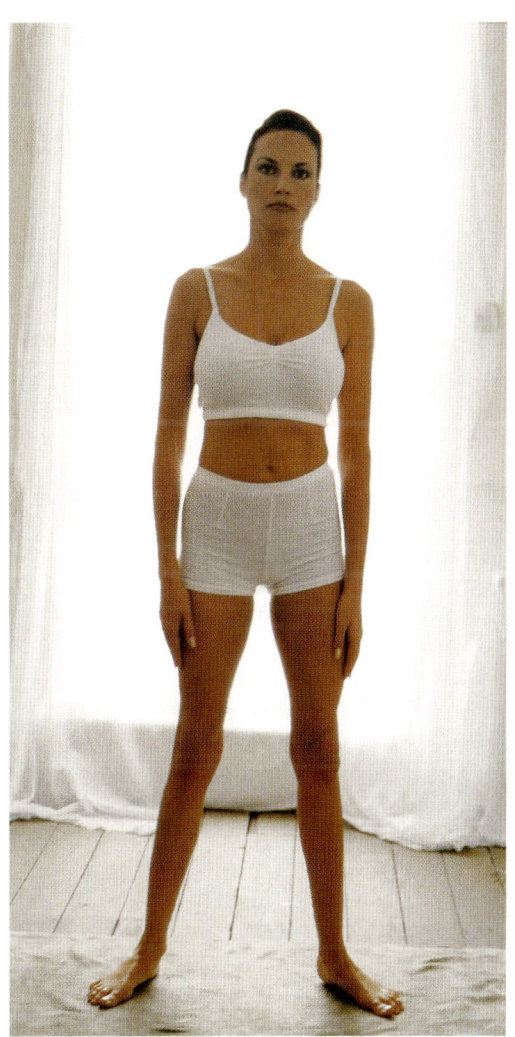

Ein Körper, der im Gleichgewicht ist, stärkt auch das Selbstvertrauen.

Sitzen

Wie beim Stehen werden auch beim Sitzen viele Fehler gemacht. Mal lehnen wir uns nach rechts, mal nach links, mal wird das eine Hüftgelenk belastet, mal das andere. Wir schlagen die Beine übereinander und rutschen auf unserem Stuhl herum, um eine bequemere Sitzposition zu finden. Wenn wir dann mal eine gefunden haben, wird sie nicht lange beibehalten.

Lendenwirbelstützen an Stühlen oder Sesseln sollen dann helfen, das zu ändern. Doch das Problem mit dieser Art der Unterstützung ist, dass sie für die meisten Menschen nicht geeignet ist. Die Stützen sind oftmals zu niedrig eingestellt und neigen dazu, die Lendenwirbelsäule nach vorne zu drücken, was wiederum die Muskeln des Unterleibs und die inneren Organe nach vorne drückt.

Einen Stuhl auswählen

Wenn man einen Stuhl sucht, der den Rücken stützen und für eine gute Sitzhaltung sorgen soll, sollte man einige Punkte beachten:

- Man sollte bequem sitzen können, wobei der ganze Oberschenkel von der Sitzfläche des Stuhls unterstützt werden sollte.
- Man sollte beide Füße flach auf dem Boden aufsetzen können.
- Die Rückenlehne sollte bis zu den Schulterblättern reichen – die Rückenlehnen vieler Bürostühle sind entweder zu kurz oder zu lang.

Das Gewicht sollte beim Sitzen gleichmäßig verteilt sein. Um das eigene Körpergewicht besser stützen zu können, sollten die Knie leicht voneinander entfernt sein und die Füße unterhalb der Knie zusammenstehen.

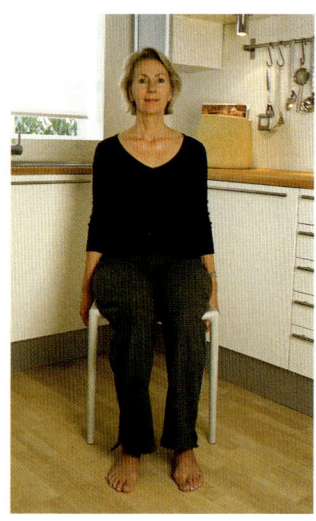

Man sollte beide Füße flach auf dem Boden aufsetzen können.

Liegen

Wir verbringen schätzungsweise ein Drittel des Tages liegend. Doch darüber machen wir uns keine Gedanken, wir machen es einfach. Und wenn wir schlafen, sind wir uns unserer Körperlage sowieso nicht bewusst.

Liegen sollte eigentlich die beste Ruhe-Position sein, doch selbst dann verdrehen wir unseren Körper so stark, dass Muskeln belastet werden und der Blutkreislauf eingeschränkt wird. Wie oft wacht man nachts mit Rückenschmerzen und steifen Muskeln auf? Auch wer auf dem Bauch schläft, belastet seine Wirbelsäule. Denn sie wird verbogen, wenn man ein Bein nach oben zieht. Um besser atmen zu können, wird außerdem der Kopf auf die Seite gedreht. Dabei wird nicht nur der Nacken belastet, auch Nerven können dabei eingeklemmt werden, was zu Taubheitsgefühlen führen kann. Am besten schläft man auf dem Rücken oder der Seite ein. Wer ein Problem mit dem unteren Teil seines Rückens hat, kann sich ein Kissen zwischen die Knie legen.

Aufwachen

Wie oft wacht man auf und streckt sich erst einmal lange und ausgiebig? Man zieht den Rücken lang, dehnt Arme und Beine und ist sich dessen nicht einmal bewusst. Vielleicht gähnt man sogar, während man sich streckt – das ist auch ein Reflex.

Strecken ist gut, denn dabei werden die Muskeln verlängert und gleichzeitig entspannt. Wenn man sich den Muskel einmal als elastisches Band vorstellt, wird schnell klar, welches Ziel diese morgendlichen Streckübungen haben. Bei zu viel Verspannung ziehen sich die Muskeln zusammen, wir fühlen uns müde und niedergeschlagen. Durch das Strecken werden sie wieder entlastet, die Spannkraft kehrt zurück und der Muskel ist wieder im Gleichgewicht. Verspannte Muskeln verursachen zahlreiche Probleme, und da die Muskeln miteinander verbunden

sind, wird sich eine Verletzung nicht an dem Muskel bemerkbar machen, der verspannt ist, sondern an jenem, der mit dem verspannten Muskel verbunden ist. Probleme mit dem unteren Teil des Rückens kommen oftmals von verspannten Sehnen in der Kniekehle. Diese schränken die Beweglichkeit ein, sodass sich auch die Muskeln des Rückens verspannen. Stark angespannte Kniesehnen, die auch das Becken in Mitleidenschaft ziehen, können Haltungsschäden verursachen.

Beim Dehnen der Muskeln sollte man ein Gefühl des Streckens haben, nicht des Ziehens. Seien Sie vorsichtig! Wenn man während des Streckens einen heißen, stechenden Schmerz spürt, sollte man aufhören, sonst fügt man sich möglicherweise selbst Schaden zu.

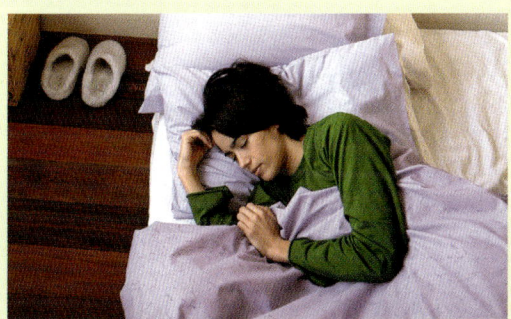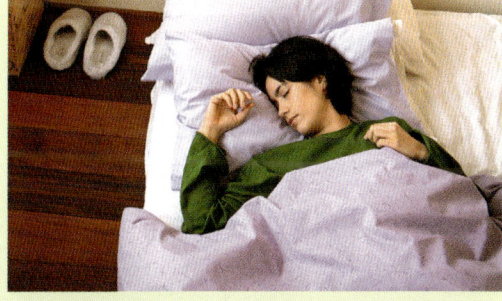
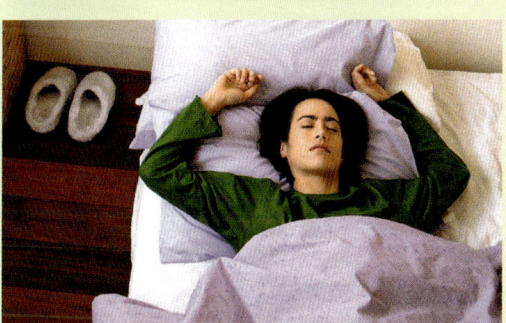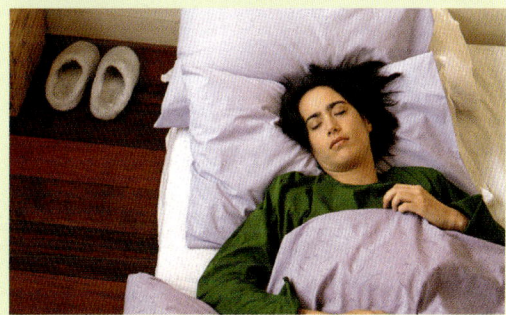

Während wir schlafen, ändern wir unsere Liegeposition viele Male.

Dehnen der Kniesehnen

Die zwei Sehnen des Knies befinden sich an der Rückseite des Beins in der Kniekehle. Diese Sehnen bestehen aus widerstandsfähigen, unelastischen Gewebsfasern und verbinden die Muskeln mit den Knochen. Die folgende Pilates-Übung hilft Ihnen dabei, diese Sehnen zu dehnen.

Dehnen der Kniesehnen

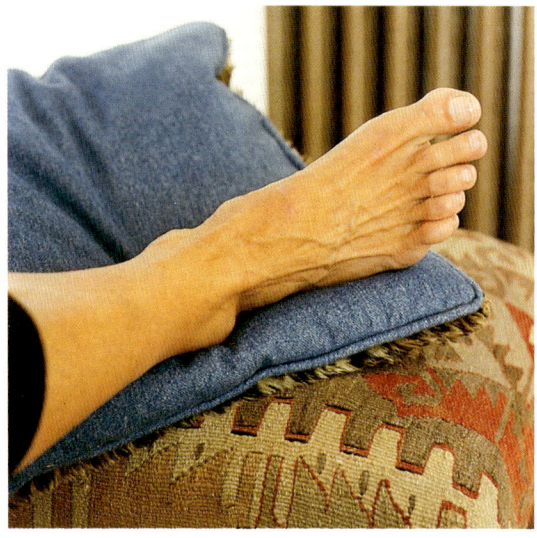

1 Setzen Sie sich mit dem Po an den äußeren Rand eines Sofas oder Stuhls, sodass das Becken noch gestützt wird. Legen Sie Ihren Fuß auf einen niedrigeren Stuhl, der vor Ihnen steht. Der Stuhl sollte nicht zu weit weg stehen, damit Sie das Bein nicht überdehnen. Drehen Sie nun Ihren Fuß nach außen, um den Po und die Kniesehne zu dehnen.

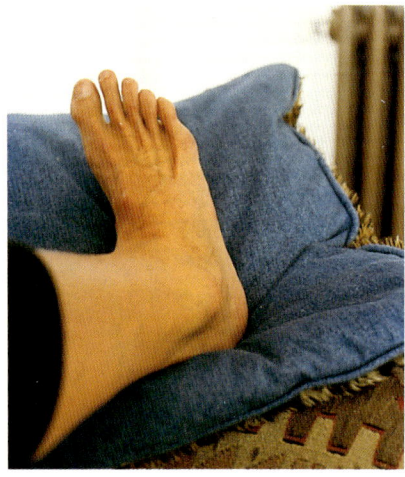

2 Drehen Sie nun Ihren Fuß in die andere Richtung, nach innen. Dabei wird die Innenseite der Kniesehne gedehnt. Danach machen Sie die Übung mit dem anderen Fuß.

Dehnen der Schultern

Mit dieser Pilates-Übung dehnen Sie Ihre Schultern. Wiederholen Sie die Übung 3–6 Mal.

Dehnen der Schultern

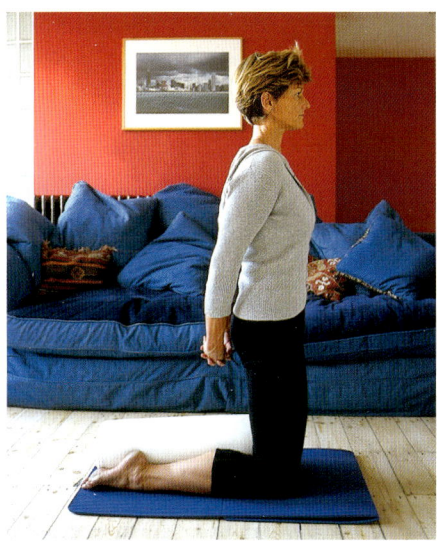

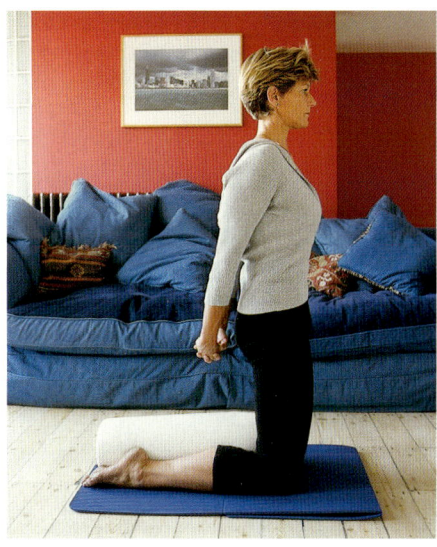

1 Knien Sie sich hin und legen Sie ein Kissen zwischen Ihre Knie und Waden. Versuchen Sie, das Kissen zusammenzudrücken, und pressen Sie Ihre Hände hinter dem Rücken in Höhe des Pos zusammen. Atmen Sie ein, ziehen Sie die Bauchmuskeln ein und den Beckenbodenmuskel heran.

2 Atmen Sie aus, ziehen Sie dabei Ihre Schultern zurück und drücken Sie die Schulterblätter zusammen.

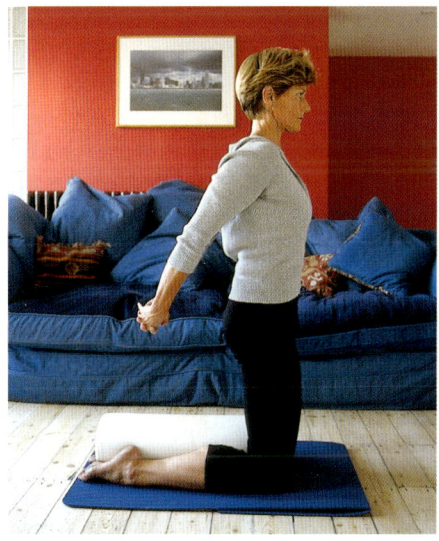

3 Bewegen Sie die zusammengedrückten Hände nach hinten, weg von Ihrem Po, und halten Sie die Position drei Atemzüge lang.

Dehnen des Nackens

Das Dehnen und Entspannen der Nackenmuskeln ist das Ziel dieser Pilates-Übung.
Wiederholen Sie jeden dieser Schritte 1–3 Mal.

Dehnen des Nackens

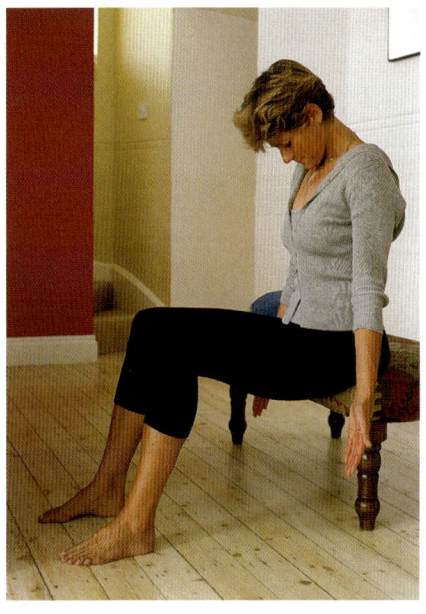

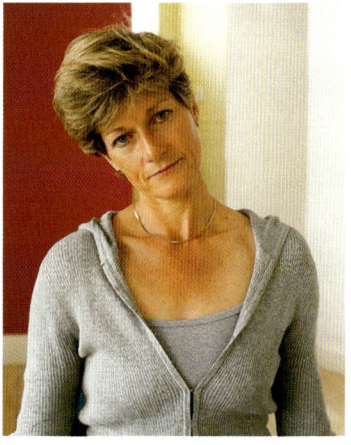

2 Ziehen Sie das rechte Ohr zur rechten Schulter, aber nur so weit, dass es für Sie noch angenehm ist. Halten Sie die Position 10–30 langsame Atemzüge lang.

1 Setzen Sie sich an den Rand eines Stuhls oder Betts. Ziehen Sie das Kinn zur Brust und lassen Sie die Wirbelsäule nach vorne fallen. Halten sie die Position 10–30 langsame Atemzüge lang.

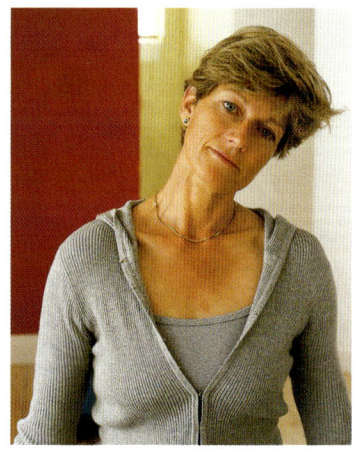

3 Ziehen Sie nun das linke Ohr zur linken Schulter und halten Sie die Stellung 10–30 langsame Atemzüge lang.

Dehnen wie eine Katze

Diese Übung fördert die Gelenkigkeit der Wirbelsäule. Wiederholen Sie diese 3–6 Mal.

Dehnen wie eine Katze

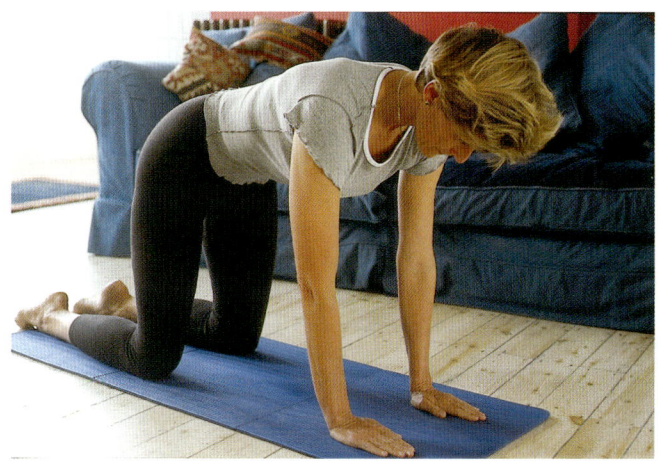

1 Gehen Sie auf alle Viere. Die Arme sollten schulterbreit, die Beine hüftbreit auseinanderstehen. Halten Sie Ihren Rücken gerade, Kopf und Nacken sind parallel zum Boden ausgerichtet und ergeben eine gerade Verlängerung des Rückens. Atmen Sie ein und spüren Sie dem Atem bis in Ihre Brust, zwischen die Schulterblätter, nach. Ziehen Sie den Bauch ein und den Beckenbodenmuskel heran.

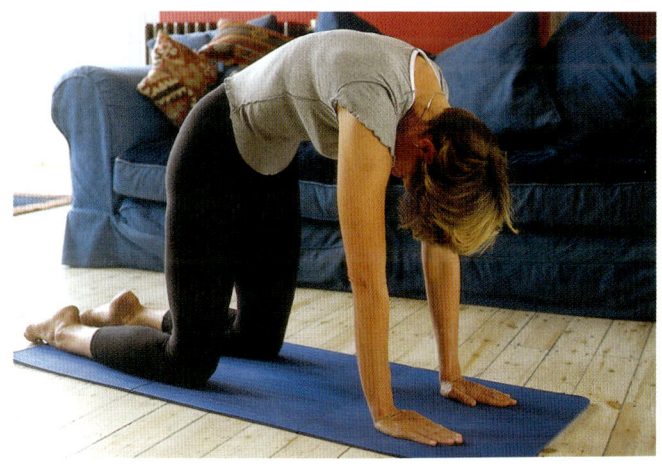

2 Atmen Sie aus und drücken Sie das Steißbein nach vorne in die Richtung Ihrer Ellenbogen. Ziehen Sie den Kopf heran und das Kinn zur Brust und machen Sie einen Katzenbuckel. Halten Sie diese Position und atmen Sie ein. Atmen Sie aus und lassen Sie sich wieder in die Ausgangsposition von Schritt 1 zurückfallen: Strecken Sie das Steißbein wieder nach hinten, bringen Sie den Rücken in eine Gerade und richten Sie Kopf und Nacken parallel zum Boden aus.

Fit werden – aber ohne großes Tamtam

Es gibt viele Möglichkeiten, um mehr Bewegung in seinen Alltag zu integrieren, ohne dabei viel verändern zu müssen. Man muss auch nicht unbedingt ins Fitness-Studio. Hier sind einige Tipps:

- Liegt der Arbeitsplatz in der Nähe der eigenen Wohnung, kann man ein bisschen früher aufstehen und zu Fuß zur Arbeit laufen. Das hält fit und schont noch dazu die Umwelt.
- Wer den Weg zum Arbeitsplatz jedoch per Bus, S-Bahn oder Zug zurücklegt, kann zwei bis drei Stationen früher aussteigen und den Rest des Weges laufen. Ein täglicher Spaziergang von 20 Minuten hält das Herz gesund und man geht voller Energie an die Arbeit.

- Auch Haus- und Gartenarbeit kann Sie ins Schwitzen bringen. Staubsaugen Sie länger, rechen Sie den Rasen ein wenig energischer und strecken Sie sich mehr beim Staubwedeln.
- Legen Sie in Ihrer Mittagspause einen kleinen Spaziergang ein. Laufen Sie zur Kantine oder zum Restaurant und wieder zurück. So werden Sie fit und vermeiden das Leistungstief nach dem Mittagessen.
- Wenn Sie zu Hause arbeiten, können Sie zwar leichter Pausen machen, aber es erfordert mehr Disziplin, sich die Zeit für sportliche Bewegung zu nehmen. Da hilft es, einen Hund zu haben, denn Hunde gehen immer gern mal Gassi.
- Auch lebhafter Sex ist eine gute Art, Sport zu treiben – der Puls wird beschleunigt, das Lungenvermögen vergrößert und die Muskeln werden trainiert.
- Wenn Sie shoppen gehen, dann laufen Sie die Wege zwischen den einzelnen Geschäften, anstatt Bus oder Bahn zu nehmen. Auch das Tragen von Einkaufstaschen ist ein gutes Training für die Armmuskeln.
- Gehen Sie in einem großen Einkaufszentrum shoppen, dann nehmen Sie lieber die Treppen anstelle des Aufzugs oder der Rolltreppe. Treppensteigen trainiert die Beinmuskeln und beschleunigt den Herzschlag.
- Sogar beim Musikhören oder Fernsehen, kann man etwas tun, z. B. Seilspringen, auf der Stelle laufen oder Dehnübungen machen.

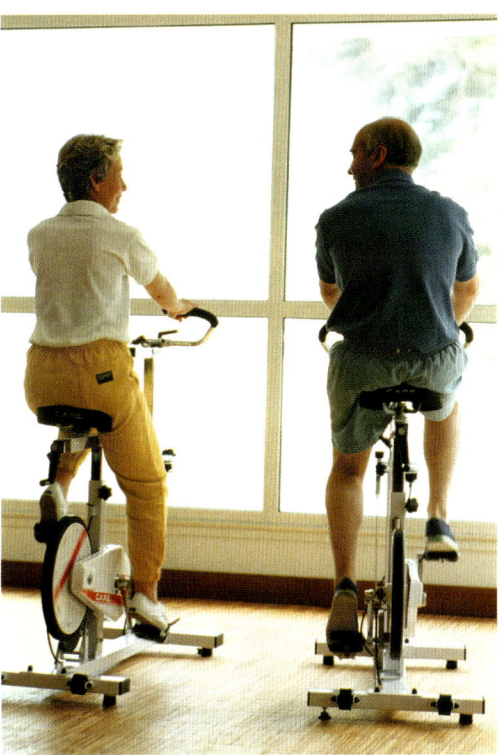

Wer nicht unbedingt einen Sportkurs machen möchte, kann auch einfach an Geräten trainieren.

Allgemeine Vorsichtsmaßnahmen

- Wer über 50 und gesundheitlich eingeschränkt ist oder sich lange Zeit nicht aktiv bewegt hat, sollte mit einem Arzt sprechen, bevor er Sport macht.

- Sport sollte regelmäßig gemacht werden. Wer normalerweise viel sitzt, am Wochenende aber plötzlich sechs Stunden am Stück Tennis spielt, hat von Sport mehr Schaden als Nutzen.

- Wer plötzlich unter Kurzatmigkeit oder Gelenkschmerzen leidet, Muskelverspannungen hat oder ein Gefühl der Taubheit empfindet – vor allem im Brustbereich oder in den Armen – sollte sofort aufhören zu trainieren.

- Das richtige Schuhwerk ist wichtig. Manche Menschen haben nur ein Paar Schuhe für verschiedene Sportarten, doch für das Joggen oder Step-Aerobic beispielsweise braucht man spezielle Sportschuhe. Es lohnt sich, in gute Sportschuhe zu investieren. Ihre Füße werden es Ihnen danken.

- Gönnen Sie sich Ruhepausen und schlafen Sie ausreichend. Der Schlaf ist gerade bei Frauen in der Menopause, die an Nachtschweiß leiden, gestört. Deshalb sollte man versuchen, Schlaf zu ergattern, wann immer es geht.

- Wer für seine Sportart erste Anweisungen oder Hilfestellungen benötigt, kann sich mit Büchern oder Videos helfen. Wer sich jedoch steigern will, für den ist der Besuch eines Kurses optimal.

- Trinken Sie vor und nach dem Training ein Glas Wasser. Sie sollten nicht erst auf den Durst warten, denn das ist ein Zeichen, dass es dem Körper bereits an ausreichend Wasser mangelt.

- Sportarten wie Golf, Tennis, Federball oder Cricket machen nicht nur Spaß, man lernt dabei auch Leute kennen. Doch bei diesen Sportarten wird der Puls selten konstant gehalten, daher zählen sie nicht zu den aeroben Aktivitäten (Ausdauertraining).

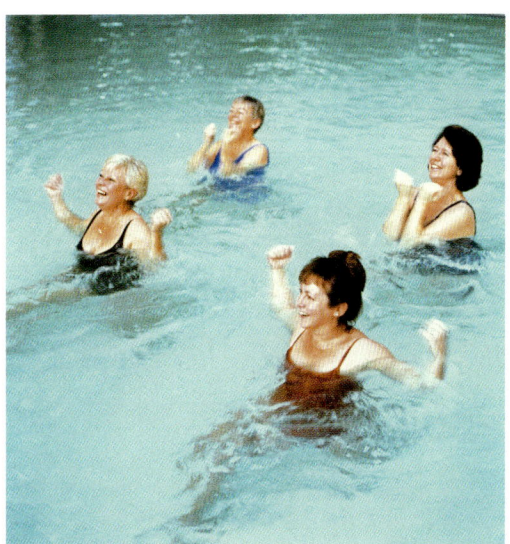

Informieren Sie sich über Sportzentren in Ihrer Nähe. Sie werden über die zahlreichen Fitnessangebote überrascht sein.

- Wer seine Ausdauer verbessern möchte und das Herz gesund halten will, sollte Sportarten wählen, die regelmäßige Bewegung erfordern wie Joggen und Schwimmen. Oder man besucht einen Aerobickurs.

Kann ich Sport machen, wenn ich krank bin?

Wenn man Kopfschmerzen oder eine verstopfte Nase hat oder ab und zu niesen muss, kann man testen, ob man fit genug ist für Sport. Trainieren Sie zehn Minuten und hören Sie dann in sich hinein. Wenn Sie sich gut fühlen, fahren Sie mit dem Training fort. Wenn Sie jedoch Reizhusten, Bauchschmerzen oder verspannte Muskeln haben, sollten Sie für ein oder zwei Tage vom Sport pausieren.

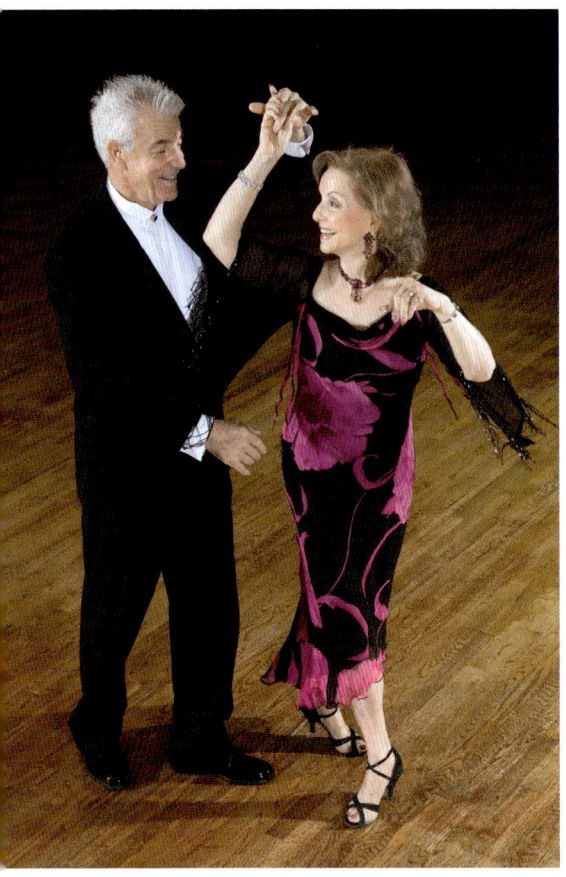

Wenn Sie keine Lust auf ein Fitness-Studio haben, probieren Sie es einfach mit Tanzen und nehmen Sie ein paar Unterrichtsstunden.

„Niemand kümmert sich darum, ob Sie gut oder schlecht tanzen. Stehen Sie einfach auf und tanzen Sie. Gute Tänzer sind nicht gut, weil sie die Technik beherrschen, sondern weil sie mit Leidenschaft bei der Sache sind."

Martha Graham, amerikanische Tänzerin und Tanzlehrerin, 1859–1991

Lasst uns tanzen!

Vielleicht kommen Sie gerade aus dem Urlaub und denken noch ganz verzaubert an jene Länder und Kulturen, in denen das Tanzen einfach zum Leben dazugehört. Einst wurden Gesellschaftstänze in den Ballsaal verbannt, doch heute gibt es weltweit Tanzklubs. Dort kann man Flamenco lernen, Lambada und Jazztanz. Aber sie bieten auch argentinischen Tango oder Salsakurse, zwei im Moment sehr beliebte Sportarten, an.

Tanzen bedeutet Spaß am Leben – wir tanzen, um uns gut zu fühlen, und wir fühlen uns gut, wenn wir tanzen. Wir kommen mit anderen in Berührung, aber auch mit uns selbst, denn die Berührung eines anderen Menschen lässt uns wissen, dass wir lebendig sind.

Drei Stunden tanzen ist genauso effektiv wie drei Stunden wandern.

Tanzen ...

- setzt Energien und Gefühle frei.
- pumpt Blut in die Beine, was gut für das Herz ist.
- hält das Gehirn auf Trab.
- trägt zur Entspannung und einer besseren Haltung bei.
- stärkt das Selbstbewusstsein und gibt ein Erfolgsgefühl, weil man eine neue Fähigkeit erlernt hat.
- gibt uns die Möglichkeit, vielen Menschen nahezukommen, denn beim Tanzen geht es unabhängig von Alter, Geschlecht und Klasse um Spaß und Können.

Für welche Sportart man sich auch immer entscheidet, sie sollte auf jeden Fall Spaß machen. Sonst sollte man eine andere Sportart ausprobieren.

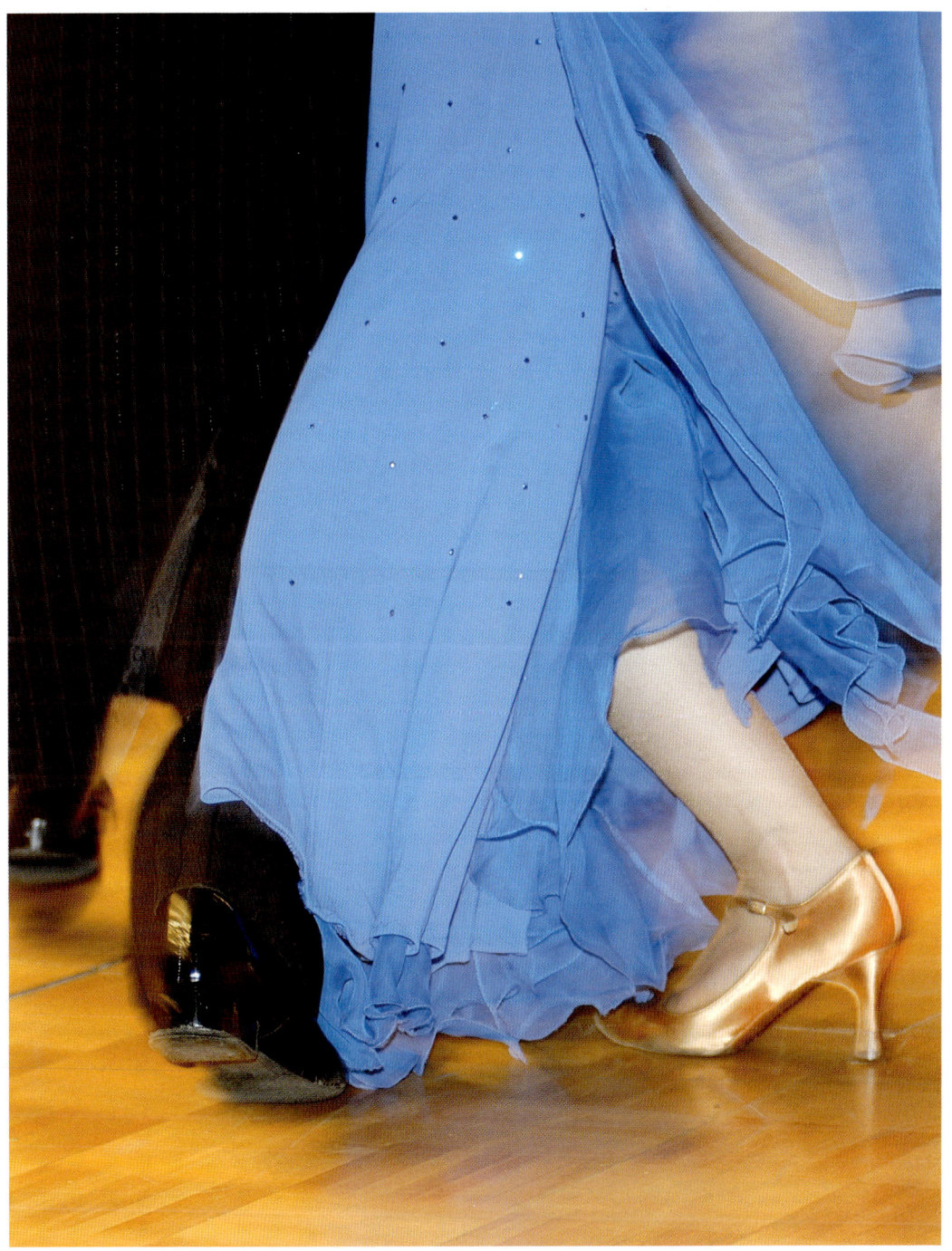

Glossar

Adrenalin

Ein Stresshormon. Es wird in der Nebenniere gebildet und bei physischen/psychischen Belastungen ausgeschüttet. Seine Hauptfunktion ist die Anpassung des Herz-Kreislauf-Systems und des Stoffwechsels an stressbedingte Belastungen. Adrenalin steigert u. a. die Pulsfrequenz, das Herzminutenvolumen und den Blutdruck. Durch die Ausschüttung des Adrenalins werden Zucker und Fette für den höheren Energiebedarf bereitgestellt.

Akupunktur

Die Reizung von Akupunkturpunkten ist wohl die älteste und am weitesten verbreitete Heilmethode der Welt. Durch Einstiche mit Nadeln an genau festgelegten Punkten der Haut können Störungen im Körperinneren beseitigt oder gelindert werden. Akupunkturpunkte liegen alle auf Leitlinien, die man als „Meridiane" bezeichnet. In ihnen kreist nach altchinesischer Auffassung die sogenannte Lebensenergie „Qi" mit ihren Anteilen Yin und Yang. Diese beiden lebenserhaltenden Kräfte sind im Körper gleichzeitig, jedoch als Gegenpole, wirksam. Ihr völliges Gleichgewicht im Organismus stellt den idealen Gesundheitszustand dar. Ein Ungleichgewicht führt auf Dauer zu Krankheiten.

Alzheimer

Die Krankheit wurde nach ihrem Entdecker, dem Würzburger Nervenarzt Alois Alzheimer (1864–1915) benannt. Sie zeichnet sich vor allem durch eine anfängliche Gedächtnisschwäche aus, die im Verlauf zunimmt und zu einem völligen Verlust der Urteilsfähigkeit und der Persönlichkeit führen kann. Direkt nach Schlaganfällen ist die Alzheimerdemenz die häufigste schwere Störung der Hirnfunktion im Alter.

Body Mass Index (BMI)

Der BMI, oder auch KMI (Körpermasseindex), wurde von Adolphe Quételet (1796–1874), einem Statistiker aus Belgien, entwickelt. Der BMI beschreibt das Verhältnis zwischen der Größe und dem Gewicht einer Person. Mit der folgenden BMI-Formel kann man sich dieses Verhältnis ausrechnen: BMI = Körpergewicht in kg : (Körpergröße in m)^2.

BRCA2-Gen

Das ist die Abkürzung für den englischen Begriff „Breast Cancer 2", auch als „Brustkrebsgen 2" bezeichnet. Frauen mit einer Keimbahnmutation in BRCA2 haben ein erhöhtes Risiko, an Brust- oder Eierstockkrebs zu erkranken. Dieses Gen wurde erstmals bei einer Familie auf Island entdeckt.

Chemotherapie

Dieser Begriff wurde 1906 von dem deutschen Arzt und Chemiker Paul Ehrlich geprägt. Er bezeichnet die medikamentöse Therapie von Krebserkrankungen oder Infektionen. Umgangssprachlich ist aber meistens die Behandlung von Krebs gemeint.

Diabetes

Auch „Zuckerkrankheit" genannt. Gehört zur Gruppe der Stoffwechselerkrankungen, bei denen die Glukosekonzentration im Blut chronisch erhöht ist. Man unterscheidet Diabetes vom Typ1 und Typ2:

- Beim **Typ1** zerstört das eigene Immunsystem die Zellen in der Bauchspeicheldrüse, die Insulin produzieren. Es entsteht ein Insulinmangel, der durch die künstliche Zuführung von Insulin behandelt wird.

- Beim **Typ2** spricht man von einer Form von „Insulinresistenz", d. h. es ist zwar Insulin vorhanden, aber nicht genug bzw. kann vom Körper nicht angemessen genutzt werden. Durch mehr Bewegung und Gewichtsreduktion können die Körperzellen aber meistens ihre Aufnahmefähigkeit für Insulin wieder zurückgewinnen.

Doppelblindstudie

Die Doppelblindstudie gehört zur Gruppe der Blindstudien, einer weit verbreiteten Form von Experimenten aus der medizinischen und psychologischen Forschung. Bei einer Blindstudie wissen die Versuchspersonen nicht, ob sie tatsächlich das zu untersuchende Medikament oder ein Placebo erhalten. Man unterscheidet bei den Blindstudien zwischen drei Arten:

- **Einfachblindstudie**
  Bei dieser Form der Blindstudie wissen die Patienten nicht, welche Substanz (Medikament oder Placebo) sie erhalten, d. h. nur die Versuchsperson ist somit „blind".

- **Doppelblindstudie**
  Hier wissen weder die Patienten noch der behandelnde Mediziner, wer welche Substanz erhält, d. h. in diesem Fall sind sowohl Versuchsperson als auch Versuchshelfer „blind".

- **Dreifachblindstudie**
  Bei dieser Studie wissen weder die Patienten, noch der Mediziner, noch die Personen, welche die Auswertung durchführen, wer welche Substanz erhält. Hier sind also Versuchsperson, Versuchshelfer und Versuchsauswerter „blind".

Fettsäuren

Fettsäuren sind Bausteine der Nahrungsfette. Sie dienen in erster Linie als Energieträger. Je nach Struktur der Kohlenstoffverbindungen unterscheidet man gesättigte von einfach oder mehrfach ungesättigten Fettsäuren:

- **Gesättigte Fettsäuren** kommen vor allem in tierischen Lebensmitteln wie Fleisch- und Wurstwaren, Butter oder auch Kokosfett vor. Sie fördern die Cholesterin-Bildung und erhöhen so das Risiko für Herz-Kreislauf-Erkrankungen.

- **Einfach ungesättigte Fettsäuren** stammen vorwiegend aus Pflanzen, so auch Ölsäure in Oliven- oder Rapsöl. Sie wirken günstig auf das Herz-Kreislauf-System und senken das Risiko für Herz-Kreislauf-Erkrankungen.

- **Mehrfach ungesättigte Fettsäuren** kann der Körper nicht selbst herstellen. Man bezeichnet sie deshalb als „essenziell". Sie sind überwiegend pflanzlicher Herkunft und werden in Omega-3- und Omega-6-Fettsäuren eingeteilt. Sie sind für den Körper besonders wichtig, da sie Bestandteile der Zellmembranen sind und außerdem Ausgangssubstanz sogenannter „Gewebshormone". Diese sind wiederum an zahlreichen Stoffwechselprozessen beteiligt.

Geschlechtshormone

Der Begriff bezeichnet die männlichen und weiblichen Sexualhormone, die im menschlichen Körper gebildet werden. Dazu zählen unter anderem Östrogene, Progesterone, Testosterone, Follikel stimulierende und luteinisierende Hormone.

Hämoglobin

Als Hämoglobin wird der rote Blutfarbstoff, der den roten Blutkörperchen seine Farbe verleiht, bezeichnet. Hämoblobin ist eines der Sauerstoff-bindenden Proteine in der Natur und transportiert den Sauerstoff von der Lunge in die kleinen Blutgefäße. Auf dem Rückweg sorgt es dann dafür, dass das Kohlendioxid abtransportiert und über die Lunge ausgeatmet wird. Da Eisen für das Hämoglobin unentbehrlich ist, führt Eisenmangel häufig zu Blutarmut.

Homöopathie

Begründer dieses medizinischen Konzeptes ist der deutsche Arzt Samuel Hahnemann (1755–1843). Die Homöopathie basiert auf dem „Ähnlichkeitsprinzip", d. h. dass Ähnliches durch Ähnliches geheilt werden kann. Eine weitere Besonderheit ist, dass das ausgewählte Mittel in möglichst niedriger Dosis verabreicht wird. Dazu wird die Arzneisubstanz in einem rituellen Zubereitungsverfahren so lange mit Wasser oder Alkohol verdünnt, bis der Ausgangsstoff nicht mehr nachgewiesen werden kann.

Hormonersatztherapie (HET)

Der Begriff bezeichnet die medizinische Verwendung von Hormonen zur Behandlung von Beschwerden, die auf einen relativen oder absoluten Mangel eines oder mehrerer Hormone zurückgeführt werden. Im engeren Sinne wird mit der HET die Gabe von Medikamenten nach der Menopause in den Wechseljahren bezeichnet.

Inkontinenz

Eine weit verbreitete Krankheit, der Volksmund spricht von „Blasenschwäche". Bei der Krankheit kommt es zu einem unwillkürlichen Verlust von Urin in einem ungeeigneten Augenblick oder an einem ungeeigneten Ort. Die verlorene Urinmenge kann sehr gering, aber auch erheblich sein. Man unterscheidet Drang-, Stress- und Überlaufinkontinenz.

Osteoporose

Eine Krankheit, bei der es zu einem gravierenden Knochenschwund kommen kann. Mögliche Folgen sind: Verlust der Körpergröße, die Krümmung der Wirbelsäule, chronische Schmerzen und eine dauerhafte Körperbehinderung. Aufgrund fehlender Knochenmasse sind die Knochen sehr fragil. Dadurch entsteht ein hohes Bruchrisiko, vor allem am Handgelenk, an der Hüfte oder der Wirbelsäule. Die Krankheit kann durch die „Dual-Röntgen-Absorptiometrie", einer Messmethode mit Röntgenstrahlen, erkannt werden.

Phyto-Östrogene

Phyto-Östrogene sind sekundäre Pflanzenstoffe, die den Hormonstatus beeinflussen und helfen, Hormonschwankungen zu stabilisieren. Sie sind keine „echten" Östrogene, sondern haben lediglich eine ähnliche Struktur. Dadurch können sie sich an die Östrogen-Rezeptoren im Körper binden und die gleichen Effekte erzielen wie richtige Östrogene. Besonders reich an Phyto-Östrogenen sind Sojabohnen, Leinsamen und Hülsenfrüchte.

Pilates

Pilates ist eine Sportart, die nach ihrem Erfinder Joseph Hubert Pilates (1880–1967) benannt wurde. Pilates ist ein ganzheitliches Körpertraining zur Kräftigung der tief liegenden Muskulatur. Grundlage aller Übungen ist das Training der rund um die Wirbelsäule liegenden Muskulatur in der Körpermitte, dem sogenannten „Powerhouse" (engl. „power" = Kraft, „house" = Haus). Diese Muskulatur sorgt für eine korrekte und gesunde Körperhaltung.

PMS

Die Abkürzung für „Prämenstruelles Syndrom". So werden körperliche Beschwerden wie Übelkeit, Verstopfung, Unterleibsschmerzen, aber auch depressive Verstimmungen bezeichnet, die meist kurz vor der Menstruation eintreten. Das PMS betrifft vor allem Frauen jenseits des 30. Lebensjahres.

Qi

Ein Begriff aus der traditionellen chinesischen Medizin (TCM), der die Lebensenergie bezeichnet. Nach der Lehre der TCM fließt das Qi in den Energiebahnen des Körpers, den sogenannten „Meridianen". Wird dieser harmonische Energiefluss gestört, entstehen Krankheiten.

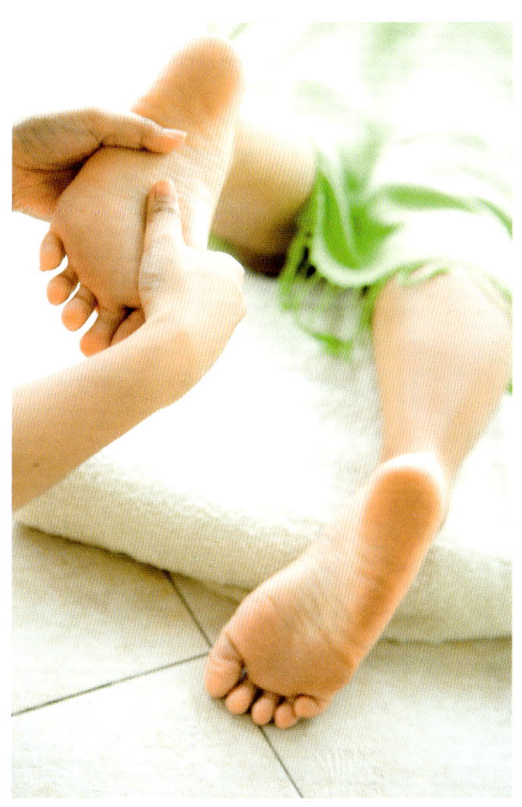

Reflexzonenmassage

Eine spezielle Massagetechnik, vor allem der Füße. Durch gezielte Massage eines Druckpunktes, der mit einem inneren Organ verbunden ist, sollen Störungen des entsprechenden Organs behoben werden. Man geht davon aus, dass es solche Reflexpunkte nicht nur an den Füßen, sondern auch an den Händen, am Ohr, an der Nase, am Rücken und am Kopf gibt. Die Reflexzonenmassage löst nach Auffassung der traditionellen chinesischen Medizin Blockaden des Qi, also der Lebensenergie, und fördert so die Selbstheilungskräfte des Organismus'. Durch die Nervenstimulation und die Anregung des Blutkreislaufes werden dem Körper so mehr Sauerstoff und Nährstoffe zugeführt.

Tai Chi

In der Volksrepublik China ist Tai Chi ein Volkssport, der dort zu Zeiten des Kaiserreiches als innere Kampfkunst entwickelt wurde. Über diesen Aspekt hinaus wird Tai Chi auch als eine Bewegungslehre betrachtet, die der körperlichen und geistigen Gesundheit dient.

Yoga

Ein wichtiger Teil der traditionellen indischen Heilkunde. Grundlage ist die Betrachtung des engen Zusammenhanges zwischen Körper, Geist und Seele. Schon 900 Jahre vor Christi Geburt wussten die alten Inder, dass bestimmte Körperstellungen, Atem-, Konzentrations- und Entspannungsübungen, die Wahrnehmung und das gesamte Körperbewusstsein verändern. Heute weiß man, dass Yoga nicht nur dem Körperbewusstsein und der Entspannung dient, sondern auch verschiedene Krankheiten lindern kann. So wirken regelmäßige Yogaübungen stressbedingten Störungen wie Bluthochdruck, Kopfschmerzen oder Magenbeschwerden entgegen.

Register

Erstveröffentlichung in Großbritannien 2004
unter dem Titel „Natural Menopause"
by Hamlyn Octopus,
part of Octopus Publishing Group Ltd,
2–4 Heron Quays, Docklands,
London E14 4JP

Genehmigte Lizenzausgabe
EDITION XXL GmbH
Fränkisch-Crumbach 2009
www.edition-xxl.de

Übersetzung: Madeleine Prahs

ISBN (13) 978-3-89736-278-9
ISBN (10)   3-89736-278-3

Der Inhalt dieses Buches wurde von Autor und Verlag
sorgfältig erwogen und geprüft. Es kann keine Haftung
für Personen-, Sach- und/oder Vermögensschäden
übernommen werden.